DÉCHIRE TOUT

CLAUDIA MODICA

DÉCHIRE TOUT

LES 5 ÉTAPES pour transformer ton corps et ton esprit

Hugo New Life

Dans la même collection

Valérie Orsoni, *Fesses bombées*, mars 2021
Valérie Orsoni, *Bikini express*, mars 2020
Valérie Orsoni, *Objectif ventre plat*, mars 2019

Collection New Life dirigée par Valérie de Sahb
Graphisme de couverture et mise en pages : Laetitia Kalafat
Lecture et correction : Valérie Gios
Photographies de la couverture et de l'intérieur de l'ouvrage : © Bruno Gasperini

www.hugoetcie.fr

ISBN : 9782755693782

Dépôt légal : mars 2022
Achevé d'imprimer par Finidr

SOMMAIRE

SOMMAIRE

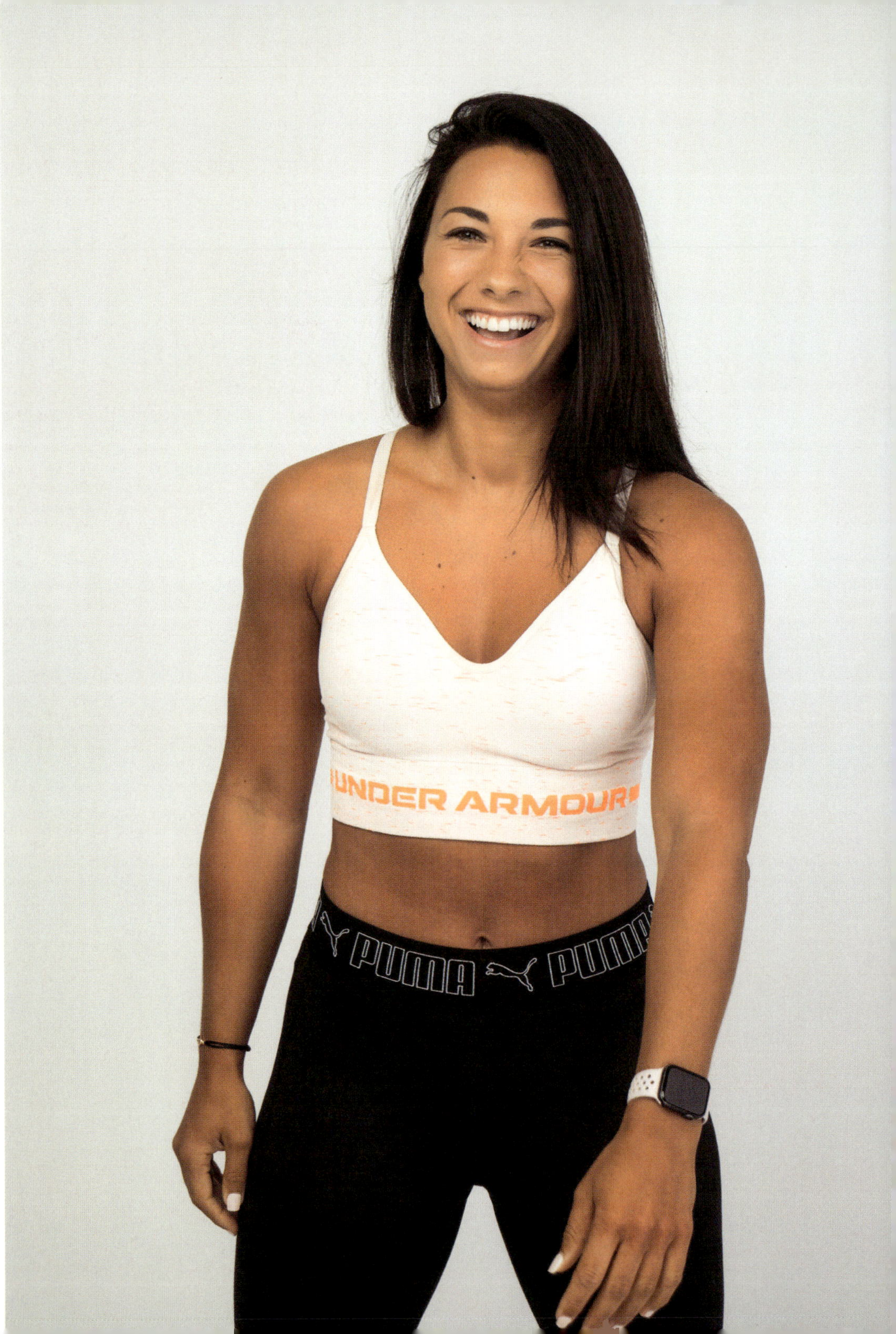
UNDER ARMOUR
PUMA
PUMA

PRÉFACE

Combien de fois avez-vous entendu « ce livre a changé ma vie… » ?
Je me présente, David Lefrançois, psychologue et docteur en neurosciences, j'enseigne depuis plus de vingt ans le coaching et les neurosciences. J'ai formé plus de 3 500 coachs professionnels sur un bassin francophone (France, Canada, Israël), j'ai accompagné 12 entreprises du CAC 40.
Aujourd'hui, je passe une grande partie de ma vie à faire ce qui me passionne, de la recherche en neurosciences puis à la vulgariser en permettant au grand public d'avoir accès à ces pépites de conscience qui aident à transformer notre vie.
J'ai la chance d'être suivi par plus de 400 000 personnes sur ma chaîne Youtube qui me font confiance au quotidien.
Le sport a toujours pris une place très importante dans ma vie, d'abord à travers la compétition de karaté dans ma jeunesse puis par la pratique d'autres arts martiaux et sports de remise en forme.
Je sais, et des milliers de recherches le prouvent, que le sport est le support indispensable d'une vie équilibrée tant sur le plan physique que psychologique.
On sait par exemple qu'une demi-heure de cardio chaque jour donne de meilleurs résultats que le Prozac, et sans effets secondaires négatifs à part de temps en temps des courbatures…
Pendant toutes ces années, je me suis toujours posé deux questions :
En quoi les dernières recherches scientifiques peuvent-elles m'aider à être plus efficace dans ma pratique ? C'est-à-dire obtenir un maximum de résultats avec un minimum d'efforts.
Et qui est le meilleur dans ce domaine ?
Croyez-moi, ma passion pour le sport m'a poussé à écumer tous les sites Internet, Youtube et autre Instagram pour trouver la perle rare qui saura autant parler à mon cerveau qu'à mon corps.
Puis, un jour, je fais la connaissance de Claudia Modica, et là, comme tous ceux qui ont croisé son chemin, je suis tombé sur une bombe d'énergie positive qui nous prouve en le faisant elle-même les théories qu'elle avance.
Au-delà de son incroyable énergie positive et du fait qu'elle est très drôle, j'ai rarement vu une approche s'appuyant sur autant de supports scientifiques de qualité et surtout avec une aisance pédagogique très rare.

Simple, vous devenez accro à ses posts et vous attendez le prochain avec impatience.
Je me dois de vous avertir que suivre Claudia c'est aussi remettre en question une grande partie de ce que vous savez sur le corps, l'esprit, la motivation et la perte de poids, mais au moins vous allez gagner des années et éviter de vous blesser ou de perdre beaucoup d'argent.
Quand Claudia m'a dit qu'elle écrivait un livre, je l'ai félicitée mais surtout je l'ai remerciée de pouvoir proposer dans un même endroit un contenu ultra-innovant, avec une approche globale et des liens médias vers tout ce qu'elle aborde.
Ce livre n'est pas un simple livre, c'est sûrement l'outil le plus fiable et le plus efficace que vous aurez entre les mains pour transformer votre corps et votre esprit.
Attention, Claudia fait partie de ces personnes qui pensent qu'il vaut mieux aller à contre-courant qu'à contrecœur...
Ce que vous allez trouver dans ce livre va sans doute souvent vous surprendre, parfois va vous bousculer mais croyez-moi, appliquez ce que vous allez lire et votre transformation se fera au-delà de votre corps et au-delà même de ce que vous pouvez imaginer...
Vous venez à coup sûr de faire l'acquisition de l'objet de transformation d'un grand pan de votre vie.
Alors savourez, appliquez, amusez-vous et surtout profitez de ces perles de sagesse qui vous seront distillées au fil des pages...

Parfois un seul livre peut changer votre vie, celui-ci fera partie de ceux-là...

David Lefrançois
Fondateur de l'Institut des Neurosciences Appliquées
Cofondateur de la Neuro-Business School
Chaîne Youtube David Lefrançois

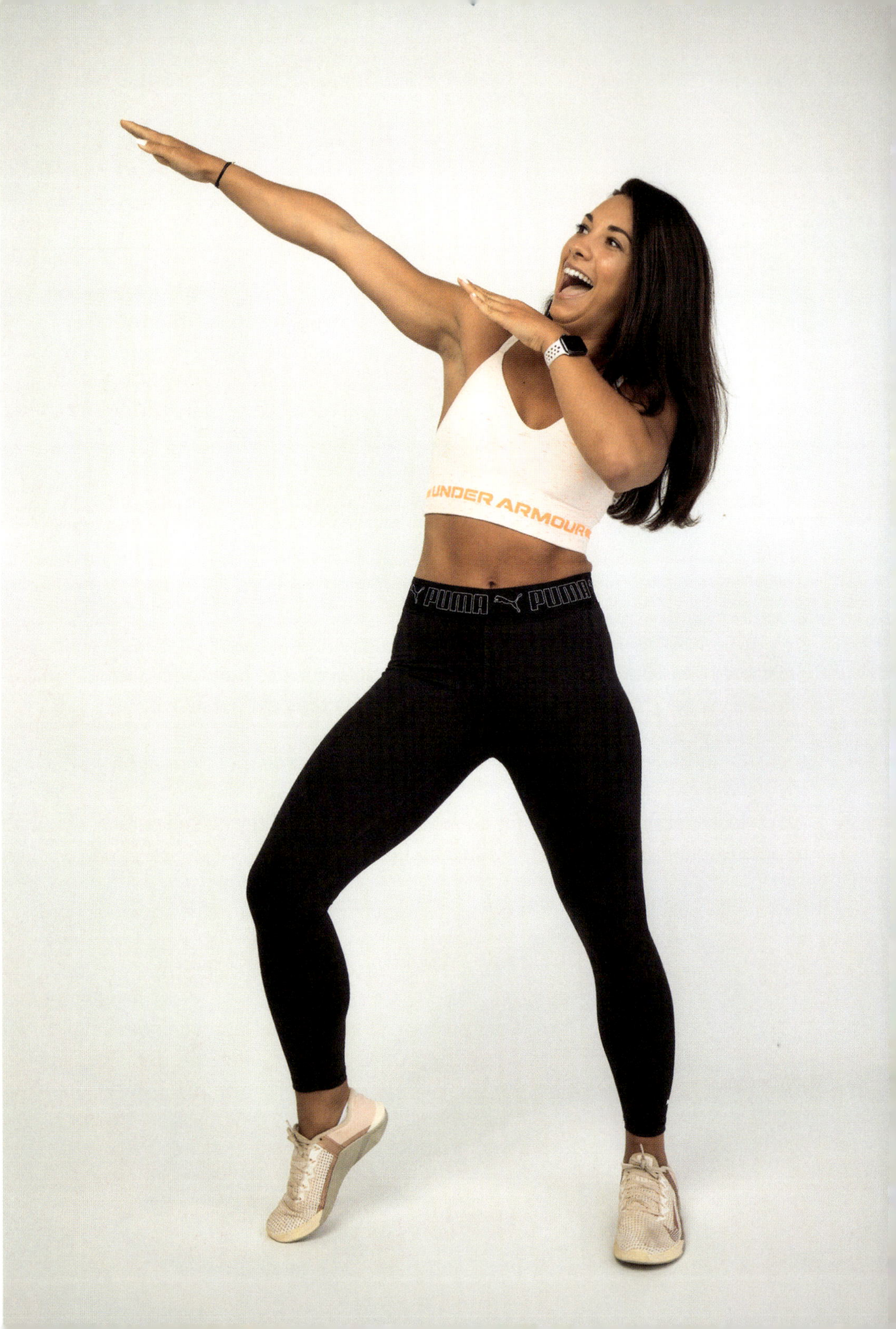
UNDER ARMOUR
PUMA
PUMA

INTRODUCTION

Il y a sept ans, j'obtenais mon diplôme d'État (BPJEPS) qui permet d'exercer en tant que coach sportif en France, et là… J'ai eu comme une impression de « j'ai pas pris de dessert », cette frustration qui te dit, il manque quelque chose ! J'avais même l'impression de n'avoir pris que l'entrée et même pas le plat, d'ailleurs…
Et je vais me rendre compte que c'est bien plus que ça, que fréquemment je n'ai en fait pas eu le bon menu ! En effet, je vais vite m'apercevoir que beaucoup de choses sont obsolètes, et nous verrons très vite pourquoi.
Étant une grande passionnée et ayant également fait des erreurs en termes de santé, j'ai décidé de ne plus jamais cesser de me former. J'ai donc passé une certification en science de l'entraînement et de la nutrition (*bayesian bodybuilding*) qui est complètement actualisée en science, et là, j'ai eu l'impression d'avoir eu les amuse-bouches, l'entrée, le plat et le dessert à volonté ! Et je ne serai jamais rassasiée d'apprendre au point de décider de transmettre en vulgarisant la science pour que tout le monde comprenne parce qu'à mes yeux, il est normal que la santé soit accessible à tous.
La passionnée de l'être humain que je suis s'est également formée en neurosciences et est à présent coach certifiée de l'Institut des Neurosciences Appliquées (INA). L'aspect mental est pour moi indissociable de la santé physique. Tu ne peux pas changer à l'extérieur si tu ne changes pas à l'intérieur.
Il ne s'agit pas de changer qui tu es, mais de révéler qui tu es vraiment.
Il ne s'agit pas de devenir la meilleure version de toi-même, tu l'es déjà, mais de lever le voile sur cette personne grandiose que tu es.
Si tu te lances dans la lecture de ce livre sans grande conviction, que tu penses tomber sur un énième livre te vendant une recette miracle de bonne santé, et de perte de poids définitive, mettons les choses au clair : je m'engage à te faire découvrir au moins trois choses que tu n'as jamais lu, jamais entendu en santé, en nutrition, en sport, en motivation, et en atteinte d'objectif, qui pourtant pourraient définitivement te convenir, et te faire atteindre tes objectifs que tu n'espérais même plus. Je ne peux pas te dire de quoi il s'agit, déjà pour ne pas te spoiler (on en est qu'à l'introduction, du calme !) mais aussi parce que ce qui sera une découverte pour toi ne le sera pas pour quelqu'un d'autre et inversement. Maintenant que l'engagement est pris, ouvre ton esprit et attends-toi à remettre

en question beaucoup de choses, mais aussi et surtout à en apprendre, à évoluer dans tes habitudes et dans ton mode de vie, d'une façon inédite, et qui correspond à toi et seulement toi.

Ce livre n'est pas une méthode miracle remise en main propre que tu appliques à ta vie, en te robotisant comme le font les régimes. Chaque être humain est différent, le monde évolue, le monde change, l'être humain et la science aussi, la pensée unique est destructrice et encore plus en matière de santé. Ici tu vas trouver TA propre méthode ! Moi je ne la connais pas, parce que je n'ai pas la chance de te connaître, en tout cas pas mieux que tu ne te connais, toi, mais ce que je sais, c'est comment t'aider à la trouver.

De la même façon que je tirais les penalties (à contre-pied du gardien), ce sera aussi beaucoup le cas dans ce livre, prépare-toi à aller à contre-courant, en tout cas moi j'y vais, en fait j'y suis déjà.

Mon amour dit une phrase très juste et que j'aime beaucoup à ce sujet :

« **Même si je vais à contre-courant, je n'ai rien contre personne.** »

Je ne sais pas ce que tu feras de ce que je vais te donner dans ce livre, mais c'est totalement entre tes mains. Ça t'appartient, c'est ta responsabilité de faire les changements nécessaires. Retiens juste ceci : tout ça est très précieux pour ta santé.

Je ne forcerai jamais quelqu'un à me croire, je ne prendrai jamais un ton autoritaire.

« ON PEUT EMMENER UN CHEVAL À L'ABREUVOIR, MAIS ON NE PEUT PAS LE FORCER À BOIRE. »

Bouge ton cucu ! (parce que rajouter une syllabe à cul c'est plus mignon)

J'avoue qu'on me donne souvent un petit côté militaire, alors que je me bats contre le fait d'avoir un discours autoritaire, mais j'avoue que ce petit côté militaire ne me déplaît pas, je le garde lors de mes séances de coaching lorsque je sais que certaines personnes ont parfois besoin d'un bon *Kick Ass*, littéralement :
Un coup de pied aux fesses (ou au « cucu » comme j'aime le dire), je te rassure, je n'ai jamais fait de mal à qui que ce soit, mis à part durant mes années de karaté… Je vais te confier quelque chose, je suis parfois même émue quand j'écrase un escargot sans faire exprès… C'est pour dire. Tout ça est toujours fait avec une extrême bienveillance qui fait quoi qu'il en soit partie de moi.

Mais je pense qu'on a tous besoin d'un bon *Kick Ass* de temps en temps, même de se le mettre à soi-même… Oui ça requiert une certaine souplesse, je te l'accorde, mais c'est tout à fait possible. Grâce à ce livre, tu vas y arriver, alors peut-être pas physiquement, mais en tout cas je peux te garantir que tu vas te bouger… Bouger vers ta santé, vers ton bonheur, vers ta croissance physique et mentale, vers tout ce dont tu rêves ! Ça sera parfois piquant, oui comme un vrai coup de pied aux fesses, mais la récompense sera tellement savoureuse…

ALORS TOURNE CETTE PAGE POUR COMMENCER À PASSER AU LEVEL SUPÉRIEUR !

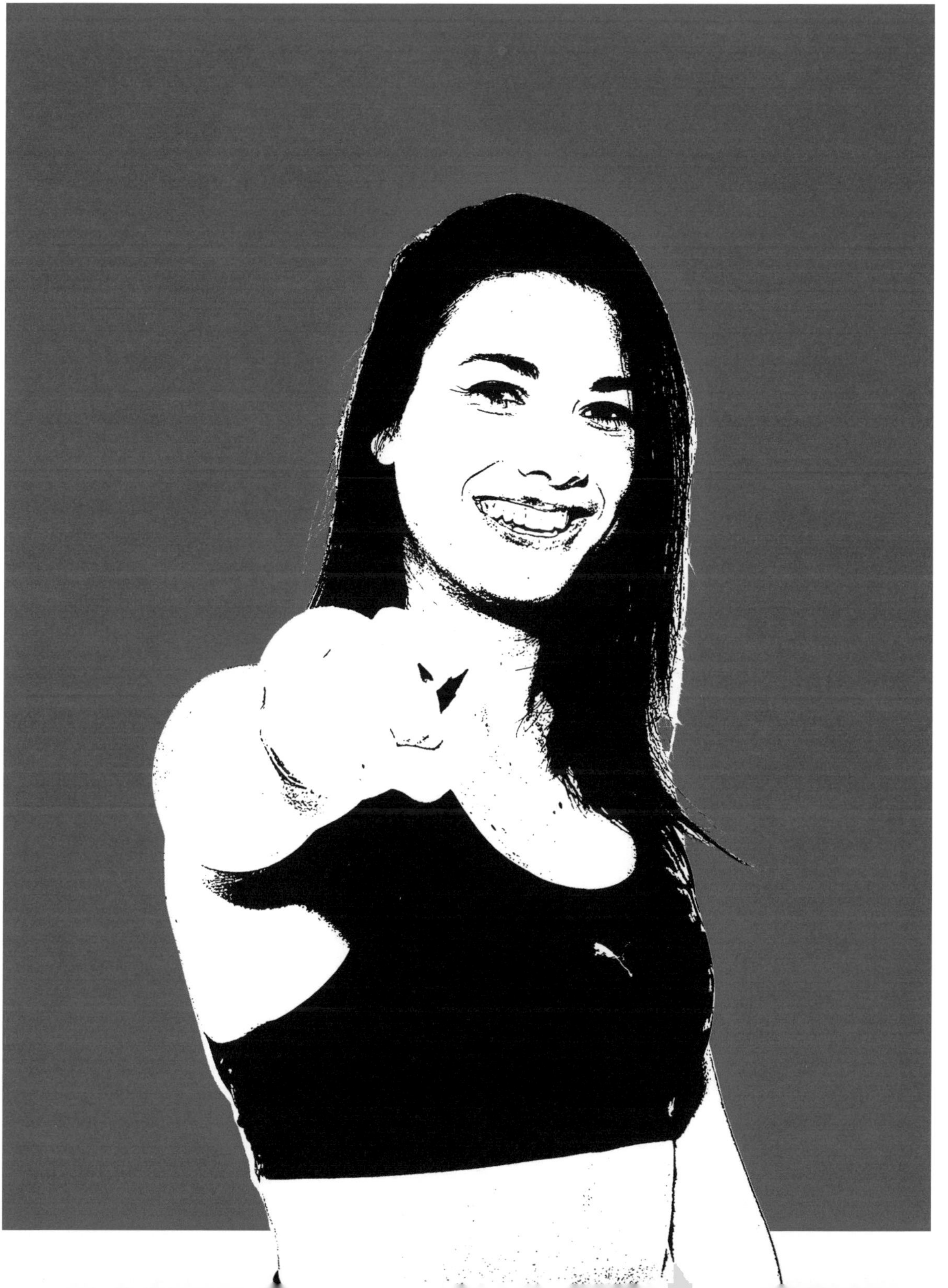

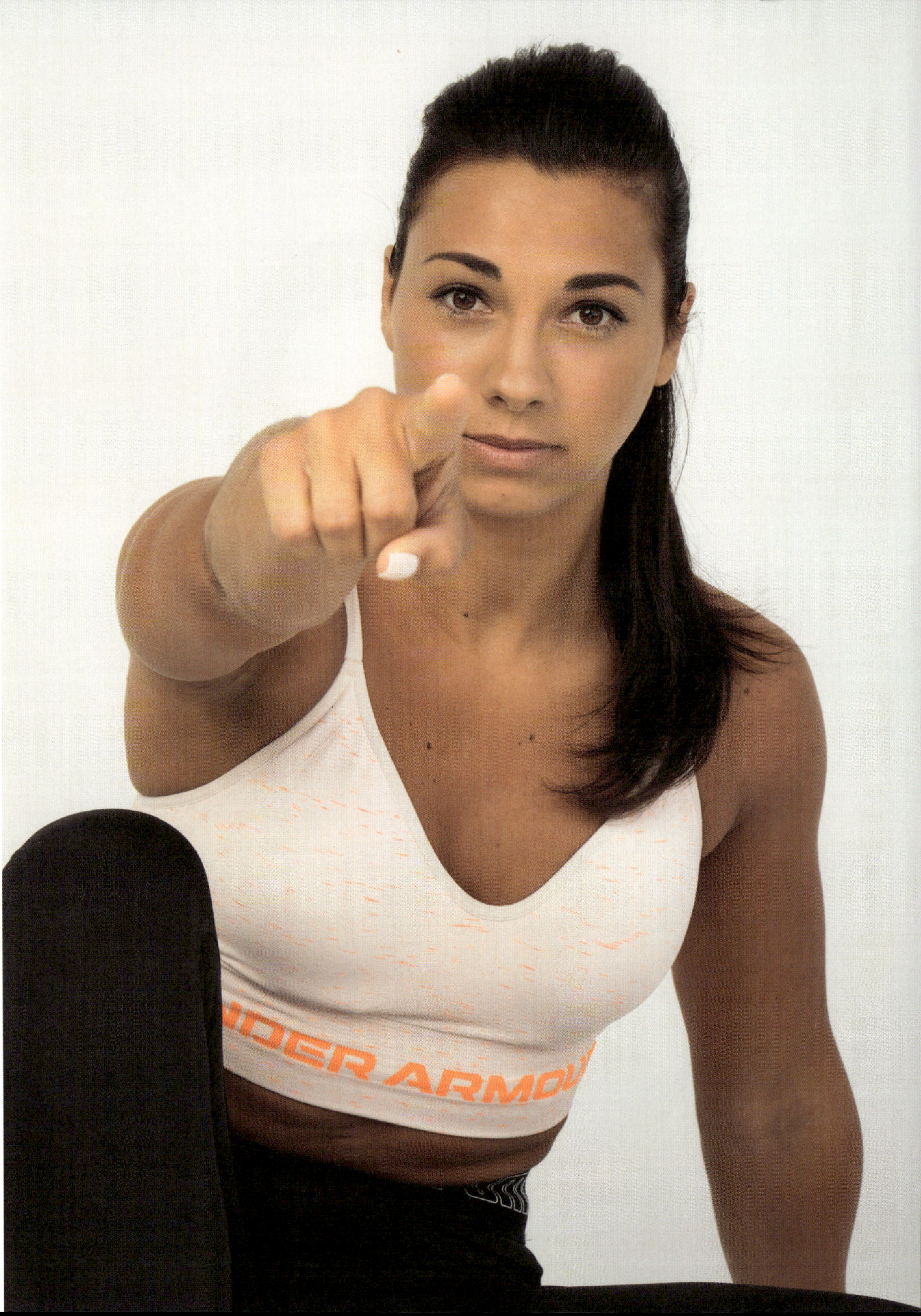

1

RESET : APPRENDS À DÉSAPPRENDRE

On a tous connu ce moment où on a voulu s'intéresser à la santé, à la nutrition, en y mettant toute notre bonne volonté et on s'est rapidement retrouvé dans une mine d'informations tout aussi contradictoires les unes que les autres.
Soit tu essayais d'appliquer une méthode et avant même de constater le résultat tu t'orientais vers un autre son de cloche, un autre buzz, une autre rumeur, une autre pseudo-étude scientifique qui prouvait le contraire.
Résultat, tu t'y perds et plus encore, tu y perds ta santé à petit feu…
Et ça c'est VRAIMENT dérangeant. En tout cas, moi, ça me dérange.

LA QUESTION QUE L'ON PEUT SE POSER, C'EST **POURQUOI Y A-T-IL AUTANT DE CONTRADICTIONS** EN NUTRITION ?

La principale raison c'est que la nutrition est une science très jeune !
Pour preuve, si on prend l'exemple du gras, dans les années 1980-90 et même début des années 2000, c'était le diable incarné, le cancer en personne, le coupable de l'obésité… Aujourd'hui on crée des régimes basés uniquement sur des aliments gras, qu'on appelle du « bon gras » et ceci est un exemple parmi tant d'autres.
Il faut avoir conscience que la science va encore progresser, qu'on va encore potentiellement prendre beaucoup de claques en nutrition et qu'on peut faire le choix de ne pas les prendre en gardant notre esprit ouvert, en laissant souvent notre ego de côté et en nous armant d'une merveilleuse humilité.
Parfois accepter d'apprendre à désapprendre ce qu'on a cru vrai pendant des années, c'est comme ça !
Moi la première je me suis plantée, et je me suis plantée même en étant professionnelle (« Ooouuuhhh ! REMBOURSÉ », oui avant d'être une machine de guerre, je suis humaine) et c'est là que j'ai décidé de continuer de me former à vie et d'aider les autres à ne pas tomber dans le panneau.
La santé, la nutrition, ça n'est pas noir ou blanc, il n'existe pas qu'une seule et unique VÉRITÉ. Ça n'est pas non plus « tout ou rien ». Et tu vas te rendre compte que l'équilibre est souvent le meilleur choix, pour ta santé non seulement physique mais aussi mentale. Et comme ces deux-là sont inséparables, tels Laurel & Hardy

ou encore Brad Pitt et Angelina (oups en fait eux non...). Bref ! Si tu n'es pas bien dans ta tête, tu ne seras jamais bien dans ton corps et inversement.

COMMENT S'Y RETROUVER AU MILIEU DE TOUTES CES INFOS CONTRADICTOIRES ?

Premièrement, d'où sort cette information ?
Si c'est un média (TV, presse, radio, réseaux...), c'est très souvent une phrase sortie d'un contexte qui arrange le média pour créer un buzz, et ça, ça dérange les scientifiques au plus haut point, et c'est normal.
Car il faut savoir que dans un compte rendu d'études, les scientifiques ont pour obligations d'écrire certaines choses qui changent beaucoup la donne sur le résultat d'une étude. Par exemple, ils ont l'obligation d'écrire les limites de l'étude, les cas qui peuvent diminuer la fiabilité de celle-ci comme l'abandon de certains participants.
D'ailleurs parlons-en des participants, de manière générale, si tu lis une étude, plus il y a de participants, plus l'étude a de chances d'être fiable, après il faut bien évidemment vérifier le contexte, sur quelle population cela a été réalisé par exemple. Et également si cette étude n'a pas été faite sur des animaux...
Ce qui est régulièrement le cas, bien que nous nous en rapprochions beaucoup, parfois cela peut nuire à la fiabilité.
Il est essentiel de regarder également qui finance l'étude. Souvent les grandes marques de l'industrie agroalimentaire financent des études pour prouver que leur produit fonctionne, et ça va être le cas pour les compléments alimentaires sur la perte de poids, les fameux brûleurs de graisse pendant que tu dors, tu sais !
Du coup, ce sont des études complètement faussées et on ne peut que douter de leur fiabilité.
Bon OK, ça c'est si vraiment tu veux lire des études et essayer de ne pas te faire avoir, même si entre nous, c'est rapidement une prise de tête de lire ce genre d'études, ces conseils vont tout de même t'aider à faire un gros tri.
Aujourd'hui, il ne s'agit pas seulement d'être vigilant sur les études et les buzz médias, mais également sur les réseaux sociaux et certains messages que véhiculent des influenceurs qui n'ont aucune notion de santé et de dangerosité des

différents produits et pratiques qu'ils présentent et qui sont directement financés par les marques... Certains peuvent s'inventer coachs sans expérience ni diplôme, **même si certains coachs, même diplômés, peuvent s'avérer aussi dangereux.**
D'ailleurs, est-ce que tu connais la différence entre un coach et Dieu ?
Dieu ne se prend pas pour un coach, lui...
(Ah oui, il va falloir que tu t'habitues à mon level d'humour et d'autodérision également. Pour ma défense, j'ai emprunté cette vanne à David Lefrançois qui l'a lui-même empruntée.)
Bref ! De manière générale, ces personnes ont un ton autoritaire et semblent détenir la vérité en termes de santé, de nutrition et d'activité physique (il est du coup assez simple de les reconnaître, et judicieux de s'en méfier par la même occasion).
Il y a également de plus en plus de personnes qui pensent avoir la science infuse après avoir regardé un documentaire sur Netflix, alors que dans 90 % des cas, les informations présentées sont complètement biaisées. Par exemple : dire que des athlètes ont des performances extraordinaires parce qu'ils sont végans, alors qu'ils sont dopés... Je n'ai rien contre le véganisme et je sais qu'il est tout à fait possible d'être performant, en excellente santé et végan, sauf que certains médias et documentaires vont encore une fois sortir les choses de leur contexte.
Je souhaiterais pour que ce livre ait encore plus d'impact dans ta vie que tu te fixes un objectif dès le début de celui-ci, dans l'idéal un objectif allié de ta santé (oui, ce n'est pas un livre de tricot...).
Je vais t'aider à bien le définir, car on l'ignore souvent, mais ce qui va faire qu'on va atteindre un objectif commence déjà par bien le définir et surtout l'écrire.
Quand tu écris, tu actives toutes les parties de ton cerveau, tu prends de la hauteur sur ton objectif et tu es déjà en mouvement, et le mouvement, c'est la vie !
Et aussi, parce qu'un objectif écrit est un objectif... (merci Claudia).
Mais un objectif qui n'est pas écrit reste un rêve (et bim !).
Il est primordial d'avoir conscience que le chemin est aussi important que la destination. Car avant d'atteindre ton objectif, tu vas devenir la personne qui va l'atteindre (accessoirement une machine de guerre). La clé, c'est simplement de commencer et le commencement est la moitié de l'objectif.
Je n'essaye pas de te faire rêver et tu vas voir que même s'il t'est déjà arrivé

d'écrire un objectif et de ne pas l'atteindre, tu n'auras jamais défini un objectif comme je vais te le conseiller juste après.
Puisqu'une grande part de l'atteinte de ton objectif réside dans sa définition, cette partie n'est donc pas à prendre à la légère. Il va falloir lui apporter le maximum de précision comme si tu le vivais déjà, ton ressenti, tes émotions, ton environnement, tes comportements, tes capacités, tes croyances, tes valeurs, ton identité, ta mission !

OBJECTIF SMARTEF

Tu as sans aucun doute déjà entendu parler d'avoir un objectif « SMART », je vais aller plus loin que ça (parce que oui, toujours plus !), je te propose que ton objectif soit SMARTEF.

S pour Spécifique

C'est là qu'il faut que tu apportes un maximum de précisions « Je souhaite perdre du poids » n'est pas un objectif précis « Je souhaite perdre du gras, sans restrictions, pour être en meilleure santé physique et mentale, pour me sentir bien, pour performer... » commence déjà à être un peu plus précis.
Pour apporter un maximum de précisions, tu peux te servir du VAKOG (Visuel, Auditif, Kinesthésique, Olfactif, Gustatif).
Qu'est-ce que tu vois quand tu auras atteint ton objectif ?
Qu'est-ce que tu entends ?
Qu'est-ce que tu touches ?
Qu'est-ce que tu sens ?
Quel goût ça a ?

M pour Mesurable

Comment peux-tu mesurer ton objectif ?
Exemples : Kilos ? Tour de taille ? Performances ? Plaisir ? Vêtements ?
Note tous les aspects qui vont te permettre d'évaluer ta progression mais aussi ce que tu souhaiterais atteindre. Comment vas-tu mesurer que ton objectif est atteint ?

A pour Atteignable

Si ton objectif est un objectif de perte de poids, je te déconseille de vouloir perdre 10 kg en 1 mois par exemple. Rien n'est impossible certes, mais c'est difficilement atteignable, et encore moins tenable. Ne vois pas trop petit mais pas trop grand non plus (l'équilibre encore et toujours).

R pour Réaliste

Soit honnête et lucide avec toi-même, tu sais que tu devras passer par des phases inconfortables, des phases de doute, peut-être des phases de déception, mais ça fait partie du processus de réussite. À toi de t'y préparer.
Je prône beaucoup la pensée positive, mais la pensée négative sert énormément. Par exemple quand tu te fixes un objectif, imagine les pires scénarios que tu ne souhaites pas qui se réalisent et note-les également, demande-toi « Si ça arrive, je fais quoi ? » Il te faut une soupape de sécurité.
Et puis, « Si ça arrive, est-ce que je vais survivre ? » Dans 99,9 % des cas, tu survis et tu sais quoi, c'est le plus important.

T pour Temporellement défini

Pas de date = pas d'objectif
Il faut une date limite à ton objectif, ça ne veut pas dire qu'une fois cette date passée tu lâches tout et c'est la guinguette, non ! Ah oui, tu remarqueras que j'ai des expressions particulières (pour pas dire ringardes), tu vas t'y habituer.
Fixe-toi une date butoir pour ton objectif mais également des sous-objectifs (exemple : dans 3 mois, j'en serai là).

E pour Écologique

Un objectif écologique, c'est un objectif qui respecte les relations entre les êtres vivants et leur environnement.
Note toutes les personnes qui vont être favorables pour toi durant cette ascension. Profites-en pour faire un tri, en prenant de la distance avec les personnes qui auront tendance à te tirer vers le bas.

F pour Fun

Cette notion me tient particulièrement à cœur !
Je vois tellement de personnes se dégoûter du sport et de l'alimentation saine parce qu'elles n'y mettent pas du fun, parce qu'elles pensent qu'on doit obligatoirement souffrir pour atteindre un objectif, que ça doit être constamment inconfortable, c'est ABSOLUMENT FAUX et absolument pas tenable pour des résultats long terme.
En mettant du fun dans ton objectif, ça va décupler ta motivation

et lui donner beaucoup plus de sens. Choisis un sport qui te plaît, qui te stimule, mange des aliments que tu aimes.

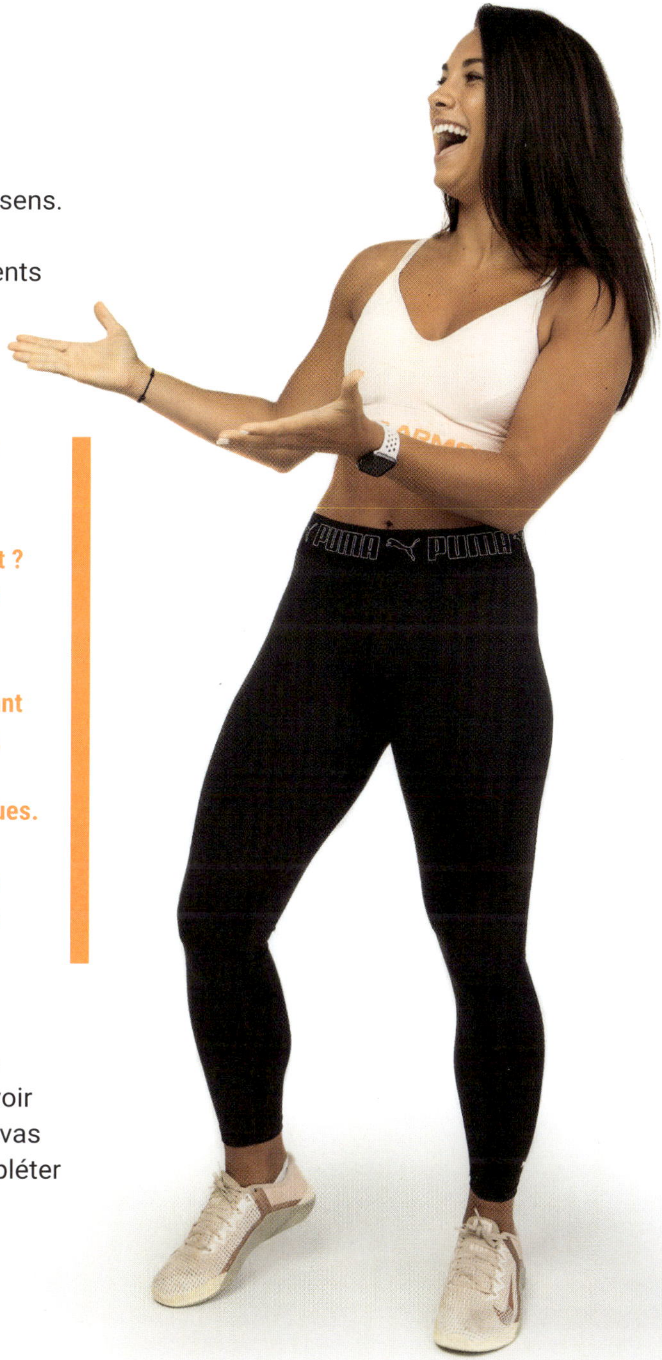

QUELQUES QUESTIONS À TE POSER

1. Quel est ton objectif ? Qu'est-ce que tu veux vraiment ?
2. Où en es-tu par rapport à ça aujourd'hui ? (Sur une échelle de 1 à 10.)
3.Trouve 5 actions te permettant de passer à la note supérieure, sur ces 5 actions, tu peux en trouver 2 complètement farfelues.
4. Laquelle de ces 5 actions te paraît la plus facile à mettre en œuvre et sur laquelle tu vas t'engager dès maintenant ?

Ne t'inquiète pas si cet exercice est pour toi difficile, tu vas pouvoir par la suite, avec tout ce que tu vas apprendre dans ce livre, le compléter plus facilement, avec des choix et des actions judicieuses pour ta santé mentale et physique.

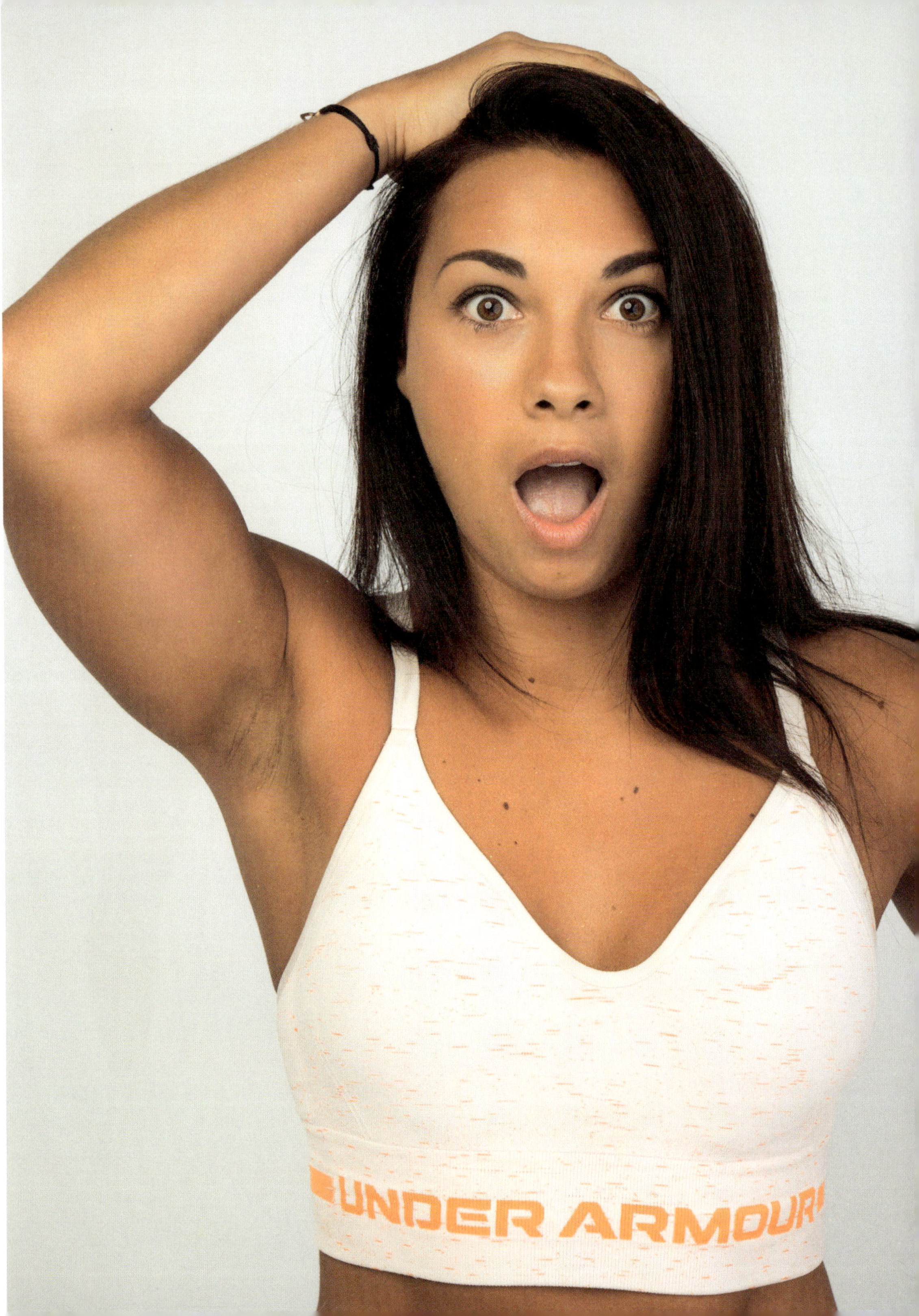
UNDER ARMOUR

2

TU ES CE QUE TU MANGES, MAIS AUSSI LA FAÇON DONT TU MANGES

QUELQUES IDÉES **REÇUES**

→ LE SUCRE FAIT GROSSIR.
→ **LE GRAS FAIT GROSSIR.**
→ LES PROTÉINES, C'EST POUR LES GROS MUSCLES.
→ **LE GRAS FAIT MAIGRIR.**
→ LE SUCRE EST LE DIABLE INCARNÉ.
→ **LE PETIT DÉJEUNER EST LE REPAS LE PLUS IMPORTANT.**
→ LE PETIT DÉJEUNER N'EST PAS INDISPENSABLE.
→ **TROP MANGER LE SOIR FAIT GROSSIR.**
→ LES GLUCIDES APRÈS 18 H SONT STOCKÉS EN GRAS.
→ **LE JUS DE CITRON À JEUN BRÛLE LES GRAISSES.**
→ LE THÉ BRÛLE LES GRAISSES.
→ **IL FAUT JEÛNER POUR PERDRE DU POIDS.**
→ LE GLUTEN, C'EST MAUVAIS.
→ **LE CHOCOLAT NOIR MINIMUM 60 % DE CACAO EST MEILLEUR POUR LA LIGNE.**

...

AH OUI ! ET NE COMPTE PAS MANGER DE L'AIR,
→ ELLE EST POLLUÉE...

Ceci est bien évidemment une liste non exhaustive de toutes les informations contradictoires que l'on retrouve en nutrition et qui sont de grosses idées reçues.
Je sais que certaines personnes sont en train de bouillir à l'idée que ce soient des mythes.
Concrètement, ces idées ne sont pas à 100 % fausses ni à 100 % vraies non plus, tu vas comprendre où je veux en venir.
Prenons l'exemple de la perte de poids (car ça concerne une majorité de ces idées).
Eh bien, toutes ces idées sont aussi fausses que vraies, tout simplement parce que la véritable chose qui va faire que tu vas perdre du poids ou en prendre, c'est ta balance énergétique, c'est-à-dire que les calories que tu consommes doivent être inférieures à celles que tu dépenses, donc te retrouver en déficit calorique.
Bien évidemment que la qualité de ton alimentation est primordiale, déjà parce qu'il est difficile (mais pas impossible) d'être en déficit calorique à coups de pizzas et burgers, mais aussi et surtout parce que plus ton alimentation sera qualitative, plus tu seras en meilleure santé *via* les vitamines et minéraux que celle-ci t'apportera.

Est-ce que le sucre fait grossir ?

La réponse courte est non.
La réponse longue est, si tu es en surplus calorique (consommer plus de calories que ce que tu en dépenses) oui, et ça n'est pas particulièrement le sucre mais tout simplement le fait que tu te retrouves en surplus calorique.
Une fois encore, la qualité du sucre que tu consommes est intéressante en termes de santé (on va privilégier le sucre venant des fruits, par exemple).
Au passage, les sucres qui font partie de la catégorie des macronutriments que sont les glucides représentent seulement 4 calories pour 1 gramme.
Alors que le gras qui aujourd'hui est mis en haut du podium dans les nouveaux régimes à la mode représente 9 calories pour 1 gramme, donc tu auras plus de chances de te retrouver en surplus calorique en consommant du gras que des glucides.
Ça ne veut pas dire que le gras est mauvais, il est indispensable d'en avoir dans son alimentation grâce à de bonnes sources comme l'huile d'olive, l'huile de coco

par exemple qui vont favoriser notre bon fonctionnement physiologique.
Et il en va de même pour les glucides, qui restent la source d'énergie première du corps, même si les adeptes d'une certaine diète vont crier au scandale, et déchirer cette page (s'ils ont réussi à arriver jusque-là) et vont dire « Le corps est parfaitement capable de fabriquer des glucides à partir d'autres sources qui n'en sont pas ! Ça s'appelle la néoglucogenèse, pauvre sotte !!! » (oui, je reste assez polie envers moi-même).
Ce genre de processus à répétition, sur le long terme, peut s'avérer plus dangereux qu'autre chose pour notre santé.
Il utilise notamment les processus de survie de notre corps qui nous sont extrêmement utiles sur une île déserte aux côtés de Tom Hanks ou de Denis Brogniart (ou les deux si tu veux, « cela ne nous regarde pas ! ») mais lorsque tu peux consommer ce qui est nécessaire à ton corps à besoin, mieux vaut subvenir à ses besoins. Ça n'est pas parce que notre corps est capable de fonctionner d'autres manières que ce choix est judicieux. Faire fonctionner autrement, c'est un plan B et il marche bien, parce que ce sont nos hormones de stress qui prennent le relais et elles sont assez douées pour ça, du moins sur le court terme.

EN RÉSUMÉ
Ton corps sacrifiera toujours ta santé à long terme pour ta survie à court terme.

Et si tu penses que le sucre est une drogue, je te défie de prendre une cuillerée à café de sucre en poudre et d'avoir envie de consommer le paquet entier par la suite... Cette impression « d'addiction au sucre » se produit certes quand tu consommes quelque chose qui a un goût sucré, mais également du gras et du sel, c'est ce que les industriels appellent le triangle magique.
Tu m'étonnes ! Grâce à ce combo magique (aussi appelé « bliss point ») sucre + gras + sel + additifs et autres substances artificielles, les industriels arrivent facilement à nous rendre accro.
Ils utilisent également la palatabilité, c'est-à-dire toutes les caractéristiques en termes de goût et de texture qui sont agréables pour notre palais et activent

notre système de récompense situé dans notre cerveau.
Donc tu n'es pas accro au sucre mais plutôt aux recettes magiques et parfaitement bien étudiées par les industriels pour te rendre accro à leurs produits.

Et le petit déjeuner ?

Parlons du petit déjeuner qui pendant des années était LE REPAS le plus important de la journée, et qui maintenant est loin d'être indispensable et vient d'être remplacé par le jeûne intermittent (donc remplacé par rien en fait…).
Si on prend la majorité des études qui ont montré que sauter le petit déjeuner permettrait de perdre du poids, celles-ci ont été faites sur des personnes qui avaient des habitudes alimentaires anarchiques…
Donc forcément si tu passes d'un petit déjeuner complètement déséquilibré à rien du tout, premièrement tu vas te retrouver en déficit calorique, car celui-ci représente beaucoup de calories, et deuxièmement tu te sentiras mieux.

Et le jeûne intermittent ?

Mais bon, une fois encore ce sont des études sur lesquelles on ne peut se fier et ce qui fait la différence, c'est encore le déficit calorique (consommer moins de calories que ce que tu en dépenses).
Alors, oui le jeûne intermittent peut être une stratégie pour réduire ses calories sur une journée et beaucoup de personnes y trouvent un certain confort, mais il est loin d'être indispensable et si tu as tendance à faire du sport le matin et que tu souhaites jeûner, j'aurais tendance à te le déconseiller (et c'est une fille qui s'est entraînée à jeun pendant presque deux ans qui te dit ça).
Parce que oui, j'ai testé des milliers de choses (pas toujours intelligentes) pour pouvoir m'en rendre compte par moi-même, et c'est en se plantant que l'on avance, n'est-ce pas ?

Trop manger le soir fait grossir ?

S'il y a bien une idée reçue qui perdure, c'est celle du repas du soir qui a plutôt intérêt à être léger sinon tout va être stocké puisque tu vas te coucher… (j'en grince des dents rien que de l'écrire).
Ça partait pourtant d'un bon sentiment et on aurait dit presque du bon sens.

Sauf que, nous avons oublié que lorsque nous dormons, nous ne sommes pas morts, et notre corps fait un taf énorme la nuit ! Par exemple, c'est la nuit que tu « te muscles », toutes tes fibres musculaires se réparent quand tu es au repos total la nuit et que tu dors sagement. Ton cœur bat toujours la nuit, ton sang a toujours besoin de circuler, tes poumons de s'oxygéner, ton cerveau aussi fonctionne toujours, et tout ça représente une énergie essentielle à fournir à ton corps. Tu sais d'ailleurs que ton cerveau a besoin d'un minimum de 120 g de glucose par jour (sucre) pour fonctionner normalement, donc même si tu ne fais pas particulièrement d'activité physique, si tu veux au moins avoir les idées claires, il t'en faut un minimum. Et c'est là que tu te dis que la solution serait d'envoyer des cargaisons de fruits et autres sucres sains dans les maisons où se trouvent les personnes de la téléréalité.
Oui je sais, moi aussi j'y ai pensé…
Revenons à nos moutons (si je peux me permettre). Il peut même s'avérer que consommer un repas « normal », c'est-à-dire pas particulièrement plus léger le soir, peut t'aider à optimiser ton métabolisme et te permettre de dépenser plus de calories au repos.
Ce qui se passe en réalité quand tu manges léger le soir, c'est que durant la nuit tu vas assez rapidement te retrouver dans les réserves (non ça ne veut pas dire que ton corps va utiliser ton gras du coup) mais plutôt utiliser les processus de survie (tu sais Tom Hanks, Denis Brogniart). D'ailleurs, si tu es du genre à te réveiller toutes les nuits à la même heure et que tu fais partie de la team « je mange très léger le soir », il y a de fortes chances que ce soit tes hormones de stress qui te réveillent. Alors j'ai bien conscience que pour beaucoup de personnes c'est principalement par confort digestif qu'elles préfèrent manger plus léger le soir et c'est complètement OK, et totalement compréhensible, mais il y a une différence entre trop peu manger et se faire un buffet à volonté (question d'équilibre, de modération et de bon sens une fois encore).

Le chocolat noir est meilleur pour la ligne ?

Je sais que je t'ai sûrement fait du mal en mettant le chocolat noir dans les idées reçues… Laisse-moi à présent t'expliquer.
C'est sans aucun doute encore une invention de la team anti-sucre que le chocolat

noir est meilleur pour la ligne, mais j'ai du mal à comprendre comment un chocolat noir donc, plus riche en cacao donc plus riche en gras, soit un atout minceur…
Alors c'est un atout en termes de santé parce que oui en effet le cacao a beaucoup de vertus très intéressantes (là, je te rassure).
Mais si on regarde en termes de calories, un chocolat au lait sera très souvent moins calorique car moins riche en gras, mais est-il plus intéressant en termes de santé ? Pas sûre.
Et c'est là aussi une question de contexte et de ta consommation, prenons une personne active qui s'entraîne environ 5 ou 6 fois 1 heure par semaine, qui fait environ 7 000 pas par jour et qui a une alimentation saine et qualitative en majorité, qu'elle consomme du chocolat au lait ou du chocolat noir n'a en vérité pas grande importance, ça représente une goutte d'eau au milieu de l'océan.
Inversement, prenons une personne sédentaire extrêmement active sur Netflix et qui n'a pas forcément une alimentation qualitative, cela n'aura pas le même impact sur elle.
Donc quand tu veux faire des choix alimentaires, remets les choses dans leur contexte : que fais-tu ? Quelles sont tes habitudes alimentaires ?
Quel est ton mode de vie ?
Quand on a une alimentation à 80 % qualitative, les 20 % qui restent, c'est du kiff pur et simple.
Et il n'y a pas vraiment de prises de tête à avoir là-dessus.
La quantité fera le poison.

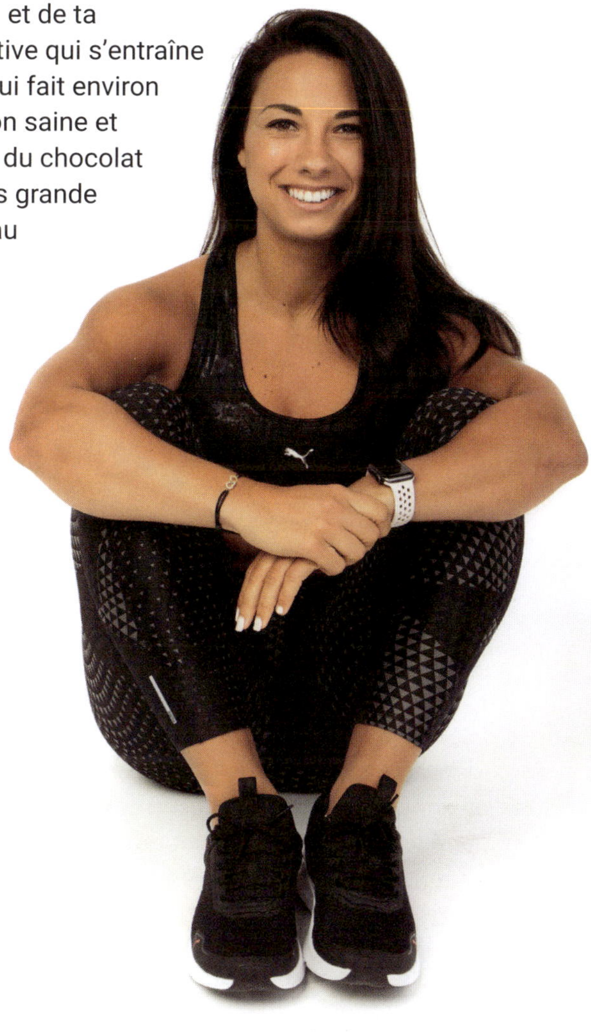

Quid du gluten ?

Concernant le gluten, c'est une question d'intolérance et d'allergie chez certaines personnes, mais ça ne concerne pas tout le monde. Pour d'autres, une hyper sensibilité qui peut causer des troubles digestifs. Une alimentation sans gluten est pourtant loin d'être indispensable et n'a aucun intérêt si tu ne souffres pas de troubles en lien avec celui-ci. Si tu as besoin de trouver d'où viennent certains de tes troubles digestifs, éliminer le gluten peut être un test intéressant pour toi, pour constater si le problème vient de là. Ensuite, s'il est judicieux pour toi de réduire voire de supprimer le gluten en raison de ces troubles, je te conseille de faire attention au marketing « Gluten Free ». Le sans gluten est devenu une mode donc les industriels surfent dessus et un produit sans gluten peut parfois te faire « plus de mal » qu'autre chose. Vérifie vite fait la composition si tu vois qu'il y a trop d'ingrédients et qu'en plus tu as l'impression que c'est écrit en chinois alors que c'est en français tant le nom des ingrédients est compliqué, mieux vaut alors éviter ou simplement y aller mollo ! *Idem* pour les produits « sans sucres », « sans matières grasses », dis-toi que lorsqu'on enlève quelque chose, on le remplace la plupart du temps, et pas forcément par quelque chose de sain, malheureusement.

EN RÉSUMÉ

AUCUN aliment ne fait MAIGRIR tout comme AUCUN aliment ne fait GROSSIR. C'est une question de balance énergétique.
Évidemment que la qualité de ton alimentation est primordiale non seulement pour ta santé mais aussi parce qu'avoir une balance énergétique équilibrée sera plus facile à obtenir avec une alimentation composée en majorité d'aliments sains.

Nous verrons par la suite qu'il est possible de perdre du poids en incluant des péchés mignons dans notre alimentation et ça, c'est plutôt très cool ! Et bien loin des régimes drastiques qui à part te faire reprendre du poids avec un bonus cadeau de quelques kilos et quelques désagréments sur ta santé ne servent à rien d'autre. Avant intéressons-nous à ta façon de manger qui a selon moi un impact beaucoup trop sous-estimé en termes de santé et de composition corporelle.

PERTE DE GRAS

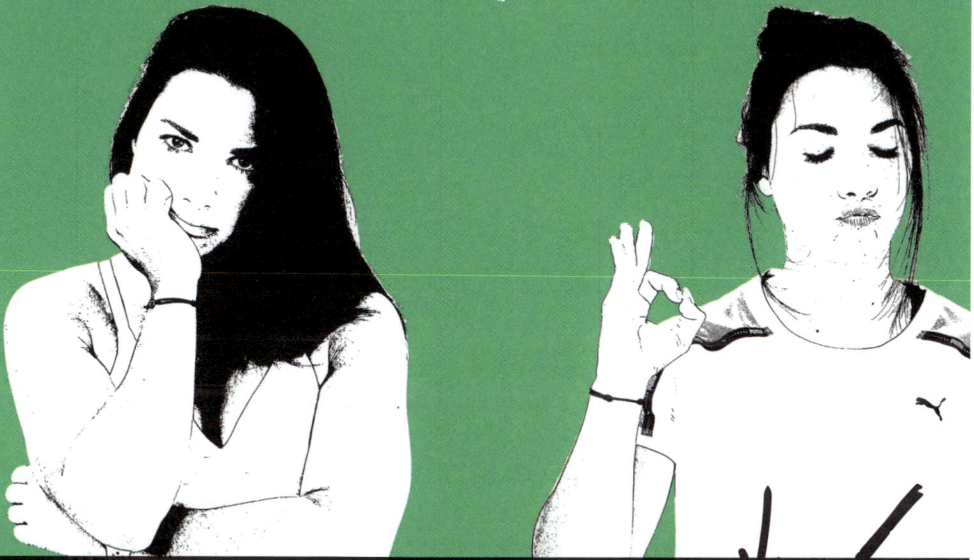

3 CHOSES QUE TU N'AS PAS BESOIN DE FAIRE.

✘ SUPRIMER LES GLUCIDES
✘ T'ENTRAÎNER TOUS LES JOURS
✘ FAIRE DU CARDIO

3 CHOSES QUE TU AS BESOIN DE FAIRE.

✔ ÊTRE EN DÉFICIT CALORIQUE
✔ TE MUSCLER
✔ UN SOMMEIL DE QUALITÉ ET UN STRESS MOINDRE

LA FAÇON DONT TU MANGES EST TOUT AUSSI IMPORTANTE QUE CE QUE TU MANGES !

La conscience alimentaire fait partie des choses que les régimes ne t'enseignent pas… Déjà qu'ils ne t'enseignent pas grand-chose… Si ce n'est que c'est une mauvaise idée d'en faire et que c'est voué à l'échec, ça oui, ils te l'enseignent, mais malgré eux…

Nous vivons dans une ère d'inconscience : les technologies et leurs notifications, un mode de vie stressant, des aliments de plus en plus pauvres en nutriments, la sédentarité…

On mange souvent « vite fait », pas forcément plus que nos besoins mais surtout et souvent mal, autant par la qualité de la nourriture que par la façon dont on la mange. Et on néglige beaucoup cette dernière, qui pourtant a une importance capitale en termes de santé et de composition corporelle.

AS-TU DÉJÀ MANGÉ DES POP-CORN RASSIS ?

En vérité, tu n'en sais rien.

Je vais te raconter une étude qui a été faite aux États-Unis à ce sujet qui va peut-être te dissuader de manger des pop-corn, mais peu importe, elle enseigne énormément de choses sur notre conscience alimentaire et tu penseras à moi chaque fois que tu iras au cinéma. Nous sommes à Chicago en 2011 et un film d'action va être projeté dans une salle de cinéma. Les spectateurs ont eu la chance (ou pas) de bénéficier d'une boisson sans alcool offerte, ainsi que d'un cornet de pop-corn. Il a juste été demandé à ces personnes en échange de rester à la fin du film pour répondre à quelques questions. Ce que ces personnes ignoraient, c'est qu'elles allaient faire l'objet d'une étude scientifique sur l'irrationalité de leur comportement alimentaire. En effet, le pop-corn que l'on a offert à ces personnes était particulièrement de mauvaise qualité, on avait pris soin de leur faire éclater 5 jours auparavant, il paraît même qu'il grinçait sous les dents, hummmmmmm… Ne t'inquiète pas, il n'y avait aucun danger en termes d'intoxication alimentaire et autres désagréments pour la santé, c'est juste que le pop-corn n'était gustativement pas très bon et avait une texture inhabituelle.

Certaines personnes avaient un cornet moyen et d'autres un grand cornet, et chacun des participants avait reçu le sien afin qu'il ne partage pas avec la ou les personnes avec qui il était, puis entre nous, c'est toujours relou la personne qui met sa main dans ton cornet de pop-corn.
La seule question qui intéressait les organisateurs de cette étude était : est-ce que les personnes ayant reçu un grand cornet de pop-corn allaient manger plus que les personnes ayant reçu un cornet moyen ?
Est-ce que finalement ces personnes allaient manger sans avoir cette conscience que le pop-corn était complètement rassis et donc manger quoi qu'il arrive t out leur cornet qu'il soit moyen ou grand.
Le résultat fut stupéfiant et sans appel, ils ont TOUT fini ! TOUT !
Cornet moyen ou grand.
Et encore plus stupéfiant, les personnes n'ont absolument rien remarqué et n'ont même pas cru qu'ils venaient de faire l'objet d'une étude quand on leur a dit qu'ils avaient mangé un pop-corn de mauvaise qualité.
Les personnes ayant reçu un grand cornet ont mangé 53 % de plus de pop-corn, soit 21 poignées de plus que les autres personnes ayant reçu un cornet moyen sans se rendre compte de quoi que ce soit.
Et c'est peut-être quelque chose qui t'est arrivé sans que tu le saches, et c'est la preuve de notre inconscience alimentaire qui ne se produit pas seulement au cinéma avec des pop-corn mais dans la vie de tous les jours.

Peu importe la taille de la portion et la qualité de l'aliment, quand on est dans l'inconscience alimentaire, on peut consommer énormément de calories en plus. Afin de prouver la fiabilité de cette étude, elle a été réalisée dans d'autres États, sur d'autres publics, d'autres films, et à d'autres moments de la journée, et le résultat fut à chaque fois sans appel.
C'est aussi pour cela que certaines personnes pensent ne pas « manger beaucoup », qu'elles pensent prendre du poids sans raison, ou ne pas réussir à en perdre sans raison. D'autres ont l'impression de n'être jamais rassasiées. Tu l'auras compris, cette conscience alimentaire peut être directement liée à ta composition corporelle et à ta santé mentale et physique.

L'inconscience alimentaire, c'est manger sans faim et sans fin.

On connaît tous cette personne qui a fini son assiette alors qu'on en est à la deuxième bouchée… ou peut-être es-tu cette personne ?
Peu importe, je vais t'aider à progresser là-dessus !
En développant cette conscience alimentaire, tu vas même pouvoir perdre du poids « sans y penser », sans faire de régime, ça paraît racoleur et vendeur, mais c'est aujourd'hui un petit ajustement qui a permis à certains de simplement perdre du poids, car le surplus de calories ingéré via cette inconscience alimentaire était la raison de leur surpoids ou de leur échec. Ensuite, ça va te permettre une meilleure santé grâce à une meilleure digestion et une meilleure assimilation des vitamines et minéraux présents dans ton assiette. Parce que tu auras beau avoir l'alimentation et l'assiette les plus qualitatives du game, si tu manges en 5 minutes, non seulement ta digestion sera difficile, mais tous les nutriments des aliments de qualité que tu as mis dans ton assiette ne seront pas assimilables et tu ne pourras alors pas bénéficier de leurs bienfaits.
Manger en pleine conscience est donc primordial et a un impact non négligeable sur notre santé physique, mentale et notre composition corporelle.
Tu as forcément cette personne dans ton entourage qui mange absolument tout ce qu'elle veut et qui ne prend pas un gramme.
Elle t'énerve, hein ? Tu l'envies ? Je sais…
Que tout cela reste entre nous, je vais te donner leurs secrets, et tu vas encore plus comprendre l'importance de la « pleine conscience alimentaire ».
Et je t'enseignerais par la suite comment tu peux te rapprocher et atteindre ce mode de vie.

Mon programme : développer sa conscience alimentaire en 7 jours

CHECK-LIST DU MANGEUR CONSCIENT

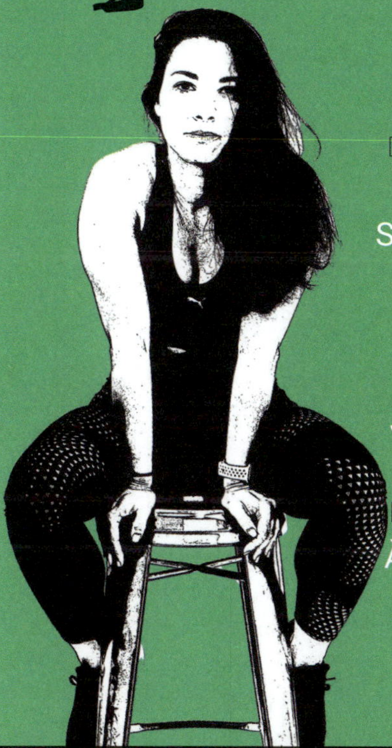

❏ J'AI RESSENTI DE LA FAIM AVANT MON REPAS.

❏ AUCUNE DISTRACTION DURANT MON REPAS (TV, ORDINATEUR, SMARTPHONE, LIVRE, MAGAZINE…).

❏ JE POSE MES COUVERTS À CHAQUE BOUCHÉE.

❏ JE MÂCHE SUFFISAMMENT JUSQU'A CE QUE MA NOURRITURE SOIT FACILE À AVALER.

❏ J'ÉPROUVE DE LA SATISFACTION À MANGER ET QUAND JE RESSENS LES SIGNAUX DE LA SATIÉTÉ, JE M'ARRÊTE.

MANGER EN PLEINE CONSCIENCE, C'EST PERMETTRE À TON CORPS DE DIGÉRER, D'ASSIMILER, TOUS LES NUTRIMENTS QUE TON ALIMENTATION T'OFFRE, ET DE MANGER NATURELLEMENT SELON TES BESOINS PHYSIOLOGIQUES

LES 7 SECRETS DES PERSONNES QUI MANGENT TOUT CE QU'ELLES VEULENT ET NE GROSSISSENT PAS

1 Ces personnes écoutent leur faim et non leur tête.

Elles mangent par faim physiologique et non par faim « psychologique ». Le fait d'avoir conscience de son corps et de ce que l'on mange permet de dissocier ces deux faims.

2 Elles mangent en pleine conscience.

La prochaine fois que tu manges avec cette personne, observe-la, tu remarqueras que tu auras toujours de l'avance sur elle et probablement fini ton assiette avant elle. Tu vas pouvoir remarquer que cette personne fait de nombreuses pauses, et souvent à chaque bouchée pour bien mastiquer, elle va aussi poser ses couverts à chaque fois qu'elle va parler.

3 Ces personnes mangent à satisfaction et non à saturation.

Oui ces personnes sont capables de respirer généralement à la fin du repas, elles n'ont pas ouvert le bouton de leur jean (je sais que ça te parle). Elles sont capables de ne pas finir leur assiette. Et c'est pour cela aussi qu'elles font de nombreuses pauses durant leur repas, elles interrogent leur faim et leurs sensations physiques.

4 Elles mangent ce qu'elles désirent le plus.

Ces personnes vont rester dans « leur confort alimentaire », elles vont d'abord satisfaire leur envie, et vont donc manger en priorité ce dont elles ont envie. Je t'entends déjà me dire « et si j'ai tout le temps envie de pizza ? ».
Franchement, est-ce que tu te vois manger des pizzas à chaque repas ? Moi oui… (je plaisante).
C'est insensé, tu n'auras pas tout le temps envie de pizzas ou autres aliments qui te feront manger plus que tes besoins.
Et si tu n'y crois pas, fais le test

de manger cette pizza en véritable pleine conscience comme je vais te la transmettre par la suite et je doute que tu aies envie d'en remanger une au repas suivant ou le lendemain… Si tu n'y crois toujours pas, c'est peut-être que tu as connu beaucoup de restrictions par le passé ou que tu te restreins encore aujourd'hui, en t'interdisant certains repas et aliments, et c'est un tout autre sujet, probablement les troubles du comportement alimentaire.

5 Ces personnes savent observer comment leur corps se sent.

Elles savent si continuer de manger risque de leur rendre une digestion difficile et une situation inconfortable. Elles sont à l'écoute de tout ce qu'il se passe dans leur corps au moment même où elles mangent.

6 Elles ne se soucient pas de leurs kilos !

La prochaine fois que tu vois cette personne, demande-lui si elle connaît son poids. Il y a de fortes chances qu'elle te réponde qu'elle n'en sait rien ou qu'il y a bien longtemps qu'elle ne s'est pas pesée, et qu'elle s'en fout au plus haut point. Et elle a raison !
Il y a tellement de facteurs qui sont à prendre en compte dans notre poids et nos fluctuations de poids, et je t'en parlerai évidemment dans ce livre.

7 Elles ne culpabilisent jamais.

Elles ont au contraire la gratitude de satisfaire leurs envies et leur corps et forcément quand tu cherches à satisfaire ton corps, les aliments que tu vas y mettre seront en accord avec celui-ci et donc avec ta santé, raison de plus pour ne pas avoir envie tous les jours de pizza…

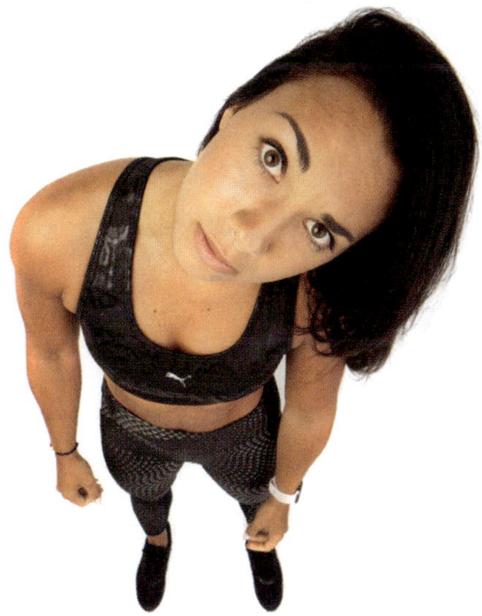

2. TU ES CE QUE TU MANGES, MAIS AUSSI LA FAÇON DONT TU MANGES

La culpabilité va avoir un impact sur ta composition corporelle, d'ailleurs ça t'est déjà arrivé de manger un gros repas, de culpabiliser, de te peser le lendemain et de voir que le chiffre avait grimpé ?
Et si c'était ta culpabilité qui avait engendré cela…
Voici comment : culpabiliser n'est pas une émotion qui va, d'un point de vue hormonal, engendrer des actions positives dans ton corps, elle va au contraire faire grimper tes hormones de stress qui elles vont réagir de différentes manières. Par exemple, la rétention d'eau peut être l'une de ces réactions, et devine quoi, plus d'eau dans ton corps = plus de poids sur la balance.
Eh non, tu n'as pas pris de gras en un repas copieux, ceci est IMPOSSIBLE !
Ton corps va d'ailleurs réguler tout cela par la suite.

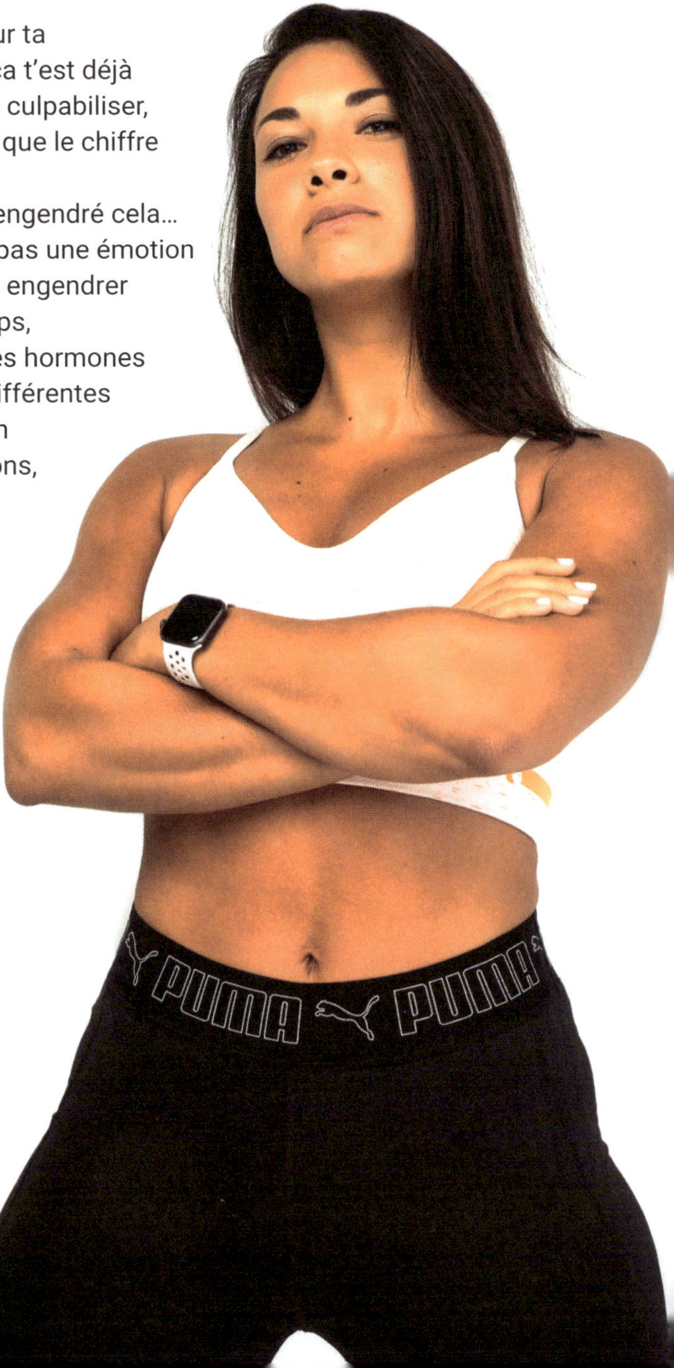

QUE FAIRE LE LENDEMAIN D'UN EXCÈS ALIMENTAIRE

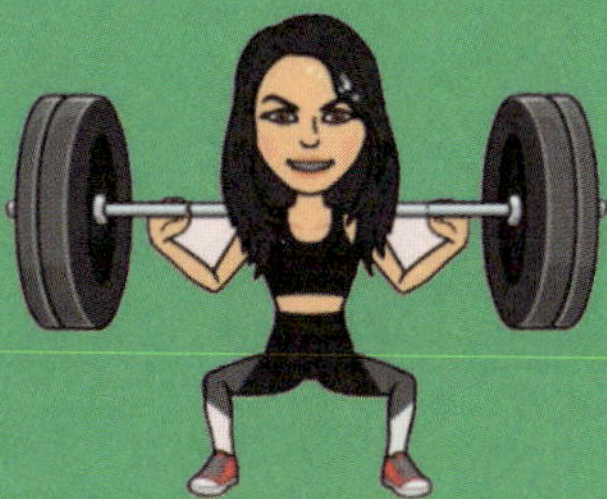

REPRENDRE TES HABITUDES

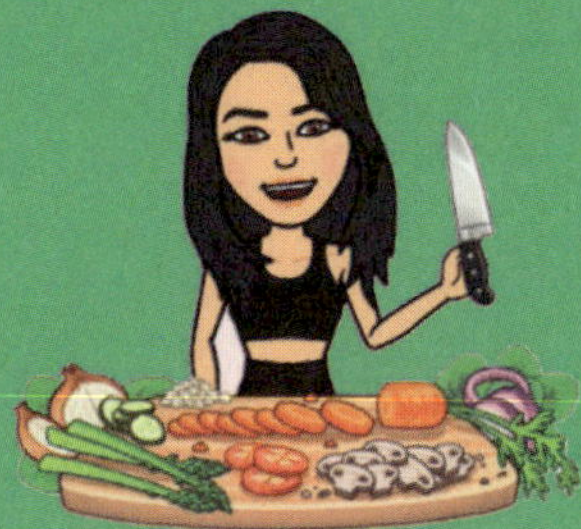

REPRENDRE TES HABITUDES

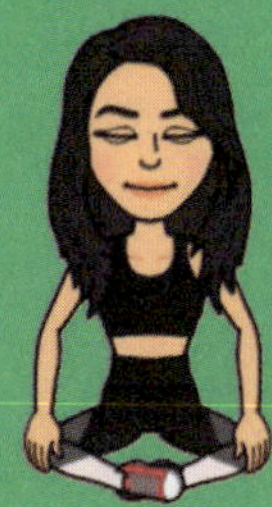

REPRENDRE TES HABITUDES

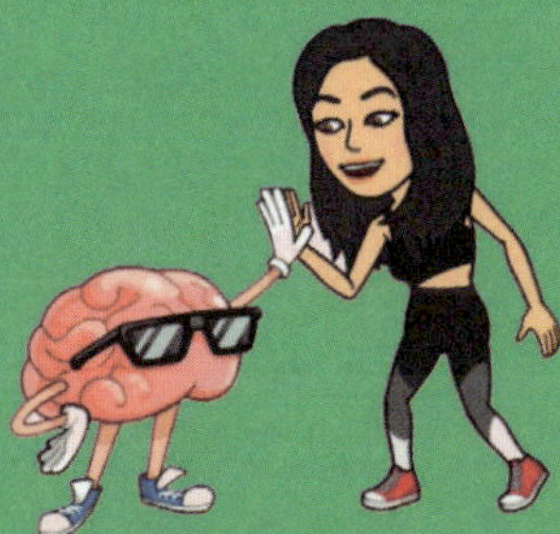

REPRENDRE TES HABITUDES

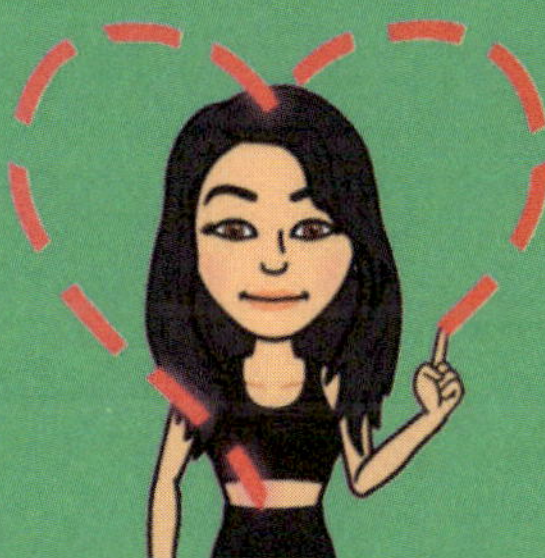

REPRENDRE TES HABITUDES

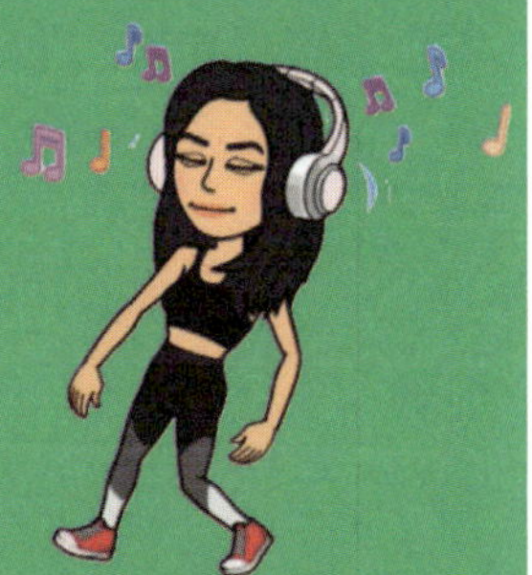

REPRENDRE TES HABITUDES

TON CORPS EST PARFAITEMENT BIEN ÉQUIPÉ POUR SE RÉGULER À LA SUITE D'UN EXCÈS, À CONDITION D'AVOIR DE BONNES HABITUDES...

COMMENT POURRAIS-TU TE CRÉER UNE ALIMENTATION QUI TE PLAÎT, QUI CORRESPOND EXACTEMENT À TES GOÛTS ET QUI EN PLUS DE ÇA EST COMPLÈTEMENT EN ACCORD AVEC TA SANTÉ ET AVEC TES OBJECTIFS DE PERTE DE POIDS PAR EXEMPLE ?

Tu vas faire la liste d'absolument TOUS les aliments que tu aimes, même tes péchés mignons.
Tu vas ensuite les classer dans le tableau suivant :

PROTÉINES	GLUCIDES	LIPIDES	LÉGUMES	KIFFS

Exemples de source de protéines

Poulet, œufs, poisson, tofu (végétarien), tempeh (végétarien), fromage blanc, skyr (similaire au yaourt grec mais plus riche en protéines)...
« Non mais les protéines, c'est si on veut des gros muscles, ça ! » Eeeeuuh... NON ! ABSOLUMENT PAS.
40 % des protéines se trouvent dans les muscles squelettiques, 25 % dans les organes et le reste dans la peau, le sang et le cerveau. Consommer des protéines ou plus de protéines ne va pas te donner de plus gros muscles. Bien évidemment qu'elles sont indispensables à la construction et au maintien de nos muscles. Mais elles sont surtout indispensables à notre équilibre nutritionnel et à notre bonne santé.

Exemples de source de glucides

Fruits, riz, pâtes, pommes de terre, patates douces, miel, avoine, lentilles, pain...
« Les glucides, c'est que si je fais du sport. » NON ! Comme tu le sais, ne serait-ce que ton cerveau a besoin d'un apport de glucides pour fonctionner.
Mais il n'y a pas que ça, ton organisme tout entier a besoin de cette énergie et n'en déplaise à ceux qui vouent un culte à la diète cétogène que je déconseille en tout cas sur le long terme, sauf pour certaines pathologies, mais dans ce cas-là, ce sera un médecin qui va la prescrire et l'encadrer.

Exemples de source de lipides

Huile d'olive, huile de coco, fromage (quelques protéines aussi mais surtout du gras), avocat, oléagineux (noix, amandes...), beurre, poissons gras...
« Mais le gras, ça fait grossir, non ? »
Non plus... Ce que l'on appelle « le bon gras » est indispensable à ta santé et en plus de ça va même t'aider à perdre du gras... Qui l'eut cru ? Bien évidemment, les lipides représentent le macronutriment le plus calorique (9 calories pour 1 gramme) mais qui ne doit absolument pas être négligé, il est un allié précieux également pour ton cerveau, tes organes, ton système hormonal, et puis qu'on se le dise, C'EST BON !
En revanche, nous sommes d'accord que les acides gras que l'on va trouver dans la plupart des produits industriels (charcuterie, chips, biscuits) seront néfastes à ta santé et à ta composition corporelle.

Exemples de légumes

Courgettes, brocolis, carottes, tomates, concombres, poireaux, asperges, poivrons…

Kiff

Chocolat, pâtisserie, glaces, biscuits…

Pour composer tes repas, il te suffit de piocher un aliment par colonne (2 pour les légumes ou plus si tu le souhaites), à noter que plus il y a une variété d'aliments dans une même assiette, plus nous avons envie de manger. Donc attention aux assiettes hyper « instagrammables » remplies de jolies couleurs arc-en-ciel…

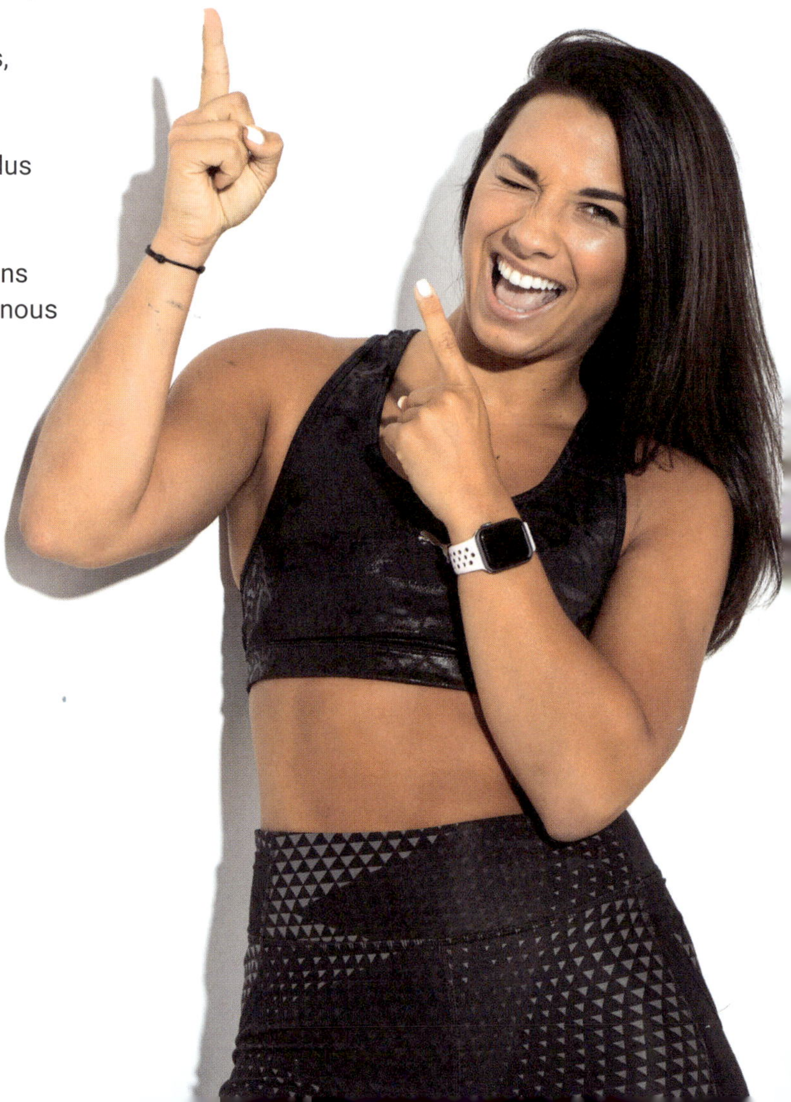

LES PIRES MYTHES SUR LES PROTÉINES

#1

PLUS TU MANGES DES PROTÉINES PLUS TU GAGNES DU MUSCLE

#2

TON CORPS NE PEUT ABSORBER QUE 20 À 30 GRAMMES DE PROTÉINES À LA FOIS

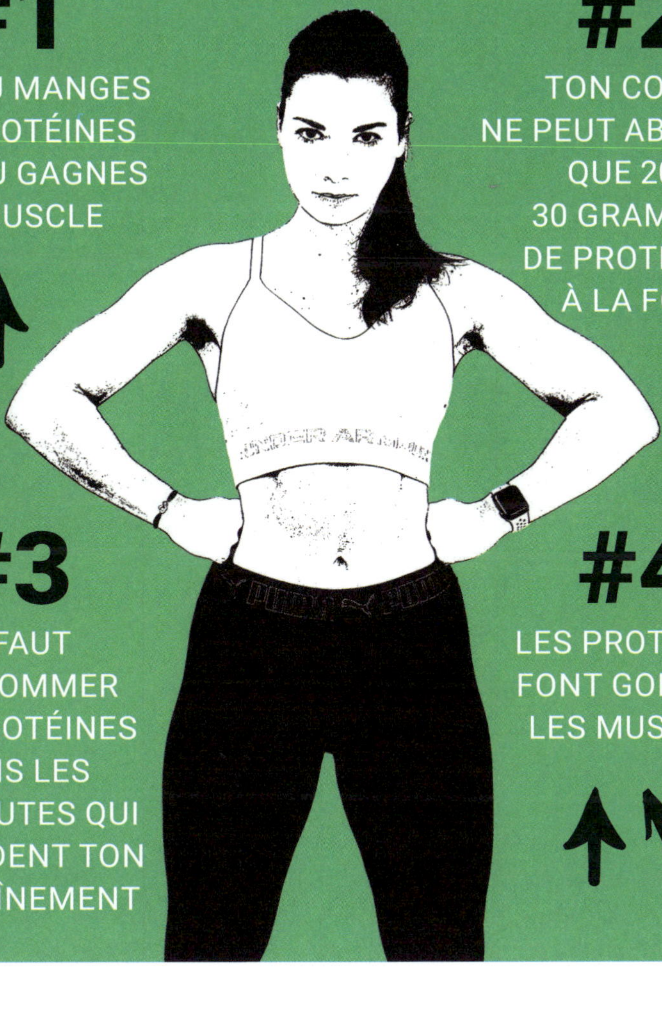

#3

IL FAUT CONSOMMER DES PROTÉINES DANS LES 30 MINUTES QUI PRÉCÈDENT TON ENTRAÎNEMENT

#4

LES PROTÉINES FONT GONFLER LES MUSCLES

COMMENT ÊTRE SÛR D'AVOIR LES APPORTS NÉCESSAIRES SANS RENTRER DANS UN COMPTAGE DE CALORIES OBSESSIONNEL ?

Voici une astuce très simple pour comprendre comment composer au mieux ton assiette avec les apports nécessaires.
Tu vas utiliser ta main comme outil de mesure !
La paume de ta main représente la taille de ton apport en protéines, pour ton apport en glucides une poignée, pour l'apport en lipides, la taille du bout de ton pouce. Concernant les légumes, c'est à souhait.
Comme tu le sais, la taille de la main varie d'un individu à l'autre et celle-ci est tout simplement adaptée à notre morphologie, et donc un excellent outil pour mesurer nos apports.

COMMENT AVOIR UNE COMPOSITION CORPORELLE OPTIMALE EN MANGEANT TES PÉCHÉS MIGNONS ?

Je vais utiliser une métaphore qui va te parler : admettons que tu fasses régulièrement du sport et que tu t'entraînes en un mois environ 24 jours sur 30. Penses-tu que les 6 jours où tu « ne fais rien » vont avoir un impact négatif sur tes efforts des 24 autres jours ? ABSOLUMENT PAS !
Tout simplement parce que ce qui compte, c'est ce que tu fais la majorité du temps, la majorité des jours.
Et ça marche exactement pareil avec ton alimentation, si 80 % de ton alimentation est composée d'aliments entiers, non transformés, les 20 % qui restent, c'est du pur kiff !!
Et ça peut tout à fait correspondre à un dessert par jour, un péché mignon par jour, bien évidemment que ton mode de vie compte, le but c'est que tu sois une personne active. Mais ces 20 % représentent une goutte d'eau au milieu de l'océan, et par-dessus tout, ils représentent un atout mental majeur pour tenir une alimentation équilibrée sur le long terme et ne pas se retrouver dans un cercle vicieux de restrictions puis craquages, perte de poids, prise de poids.

SOIS FLEXIBLE DANS TON APPROCHE DE LA NUTRITION, TU AS TOUT À Y GAGNER.

Une précision importante, manger sainement en majorité ne te garantit pas toujours une perte de poids, car certains aliments même entiers, même sains, représentent beaucoup de calories comme l'avocat qui est un fruit (oui, c'est un fruit) composé principalement de gras. Évidemment, c'est ce qu'on va vulgairement appeler du bon gras, mais il va tout de même faire grimper ton total calorique. C'est pour cela que l'astuce de la main pour portionner tes assiettes est une astuce intéressante et qui te permettra d'ajouter les aliments qui te « font plaisir » et qui sont moins intéressants pour ta santé.
Ça nécessite juste un peu de bon sens et quelques connaissances sur ce que t'apporte chaque aliment.
Le fait de s'autoriser ce genre d'aliments que la plupart des régimes vont bannir, va te permettre aussi d'en profiter sans culpabilité et nous allons voir que la culpabilité a un prix sur ta composition corporelle, mais également le fait d'en profiter quand tu le souhaites en pleine conscience fera que tu ne vas pas en manger tous les jours, parce que ça en perdrait de la saveur. Bien que pour être tout à fait honnête avec toi, l'été je mange ma petite glace quasi tous les jours, et alors ?

En résumé : à partir du moment où ton mode de vie et ton alimentation s'accordent avec ta santé, il n'y a aucune raison de bannir certains aliments (sauf en cas d'allergies, d'intolérances). Si tu veux des résultats à long terme, il est nécessaire d'avoir une alimentation que tu peux garder toute ta vie ! Et non générer de la frustration à chaque repas. En plus, tout ça va jouer sur ta volonté, et ta charge mentale. C'est voué à l'échec.

PARLONS MÉTABOLISME

Tu as sûrement déjà entendu parler de notre cher et tendre métabolisme.
Ce sujet me passionne tellement ! Et il existe de nombreuses idées reçues sur celui-ci, comme le fait que certaines personnes en ont un rapide et d'autres un lent et sont condamnées à vie avec ce métabolisme, ou bien que d'autres, à force de régimes et d'effets yo-yo, l'ont complètement cassé.
Avant de t'expliquer comment celui-ci fonctionne, définissons ce qu'il est.
Le métabolisme, c'est l'ensemble des réactions chimiques et des processus qui se déroulent dans notre organisme et qui nous permettent de nous maintenir en vie.
Parmi eux : le système immunitaire, la digestion, la réparation cellulaire (peau, cheveux, ongles), la libido (oui, sinon c'est pas drôle), la détoxification des organes.
Lorsque tu as un bon fonctionnement métabolique, tous les processus ci-dessus fonctionnent de manière optimale.
À l'inverse, ces processus vont chuter avec un fonctionnement métabolique moindre.

Les symptômes d'un fonctionnement métabolique pas au top :

→fatigue fréquente ;
→sommeil de mauvaise qualité ;
→stress/irritabilité ;
→troubles intestinaux #instantglamour ;
→extrémités froides et tendances à la frilosité ;
→sécheresse de la peau et perte de cheveux ;
→libido irrégulière, voire inexistante #dommage ;
→dérèglement hormonal ;
→difficulté à perdre du poids.

Tu te reconnais peut-être parmi plusieurs de ces symptômes ? NO STRESS !
Non seulement ça n'est en rien une finalité et une fatalité et en plus la personne qui a écrit le livre que tu es en train de lire l'a vécu ! Et peut donc te donner ses meilleurs conseils parce qu'en plus d'être belle, drôle, intelligente et cultivée, elle est d'une extrême générosité et humilité comme tu peux le constater...
Un métabolisme n'est jamais cassé, figé... IL S'ADAPTE !

Et il s'adapte à différentes choses comme ton mode de vie (stress, sommeil, activité physique...), ta composition corporelle (plus tu auras de muscles et plus ton métabolisme sera élevé et dépensera des calories au repos) et ton alimentation, plus précisément ton apport calorique. C'est pour cela que lors d'un régime restrictif, le métabolisme diminue parce que celui-ci va s'adapter à l'apport calorique, et c'est aussi et surtout pour cette raison qu'au bout d'un moment, on aura beau manger très peu, on ne perdra plus de poids. Le corps a enclenché en quelque sorte le processus de survie et le métabolisme garde l'énergie pour ce qui est vital, malheureusement pour lui, la libido n'est pas vitale (encore dommage), le fait que tu puisses procréer non plus, donc au fur et à mesure il va se concentrer sur « l'essentiel » pour éviter que tu ne passes l'arme à gauche. Donc tu auras fort intérêt à remonter progressivement ton apport calorique afin de faire fonctionner tous les processus de ton corps normalement.

Voici 3 choses à savoir pour guérir ton métabolisme :

1. Prendre conscience

Tu as peut-être essayé de jouer contre ton corps et c'est une défaite... Alors il est temps d'être *fair play*, pas parce que tu n'es pas de taille, tout simplement parce que tu t'es trompé d'adversaire !
Retiens ceci : TON CORPS EST DANS TON ÉQUIPE !

2. Nourrir réellement ton corps

Stop à la course aux aliments les plus faibles en calories par peur de consommer trop de calories ! Il est temps de carburer dans tous les sens du terme, faire le plein de nutriments et d'aliments qui nourrissent toutes les fonctions de ton corps (et elles sont nombreuses).
Augmente ta consommation de glucides et de sucres sains avec les fruits par exemple.
Voici une liste non exhaustive de glucides à privilégier :
→fruits →pommes de terre →patates douces
→pain au levain →miel / sirop d'érable.

2. TU ES CE QUE TU MANGES, MAIS AUSSI LA FAÇON DONT TU MANGES

Veille à avoir un apport en protéines de qualité à chaque repas, c'est-à-dire éviter de manger des produits industriels, et consommer des protéines complètes comme les œufs. La croyance populaire et de manière générale dans le fitness va privilégier les sources de protéines maigres (blanc de poulet, blancs d'œufs...). SAUF QUE, l'équilibre d'acides aminés qui est produit est semblable à celui produisant un stress à l'organisme, qui en font des sources de protéines inflammatoires et anti-métaboliques.
Qui dit stress et inflammation dit que ton métabolisme n'en est pas fan. En tout cas, lorsque ces protéines ne sont pas complétées.

MES CONSEILS

Si tu as tendance à consommer des viandes musculaires et/ou des sources de protéines « incomplètes », tu peux te complémenter en collagène/glycine (extrêmement judicieux pour ta santé).
Tu peux également privilégier des morceaux de viande entiers de qualité favorisant une préparation traditionnelle, le bouillon d'os par exemple.

Voici quelques bienfaits du collagène :
→ meilleure digestion ;
→ diminution de l'inflammation ;
→ amélioration du sommeil ;
→ meilleure sensibilité à l'insuline ;
→ amélioration de la cicatrisation ;
→ meilleure santé et qualité de la peau, des cheveux, des ongles ;
→ amélioration de la détoxification de ton foie.

Voici une liste non exhaustive de protéines à privilégier :
→ œufs (entiers) → crevettes ;
→ huîtres → cottage cheese ;
→ poisson blanc (idéalement pêche locale) ;
→ tranches de viande « maigre ».

LE VÉRITABLE SUPER-ALIMENT

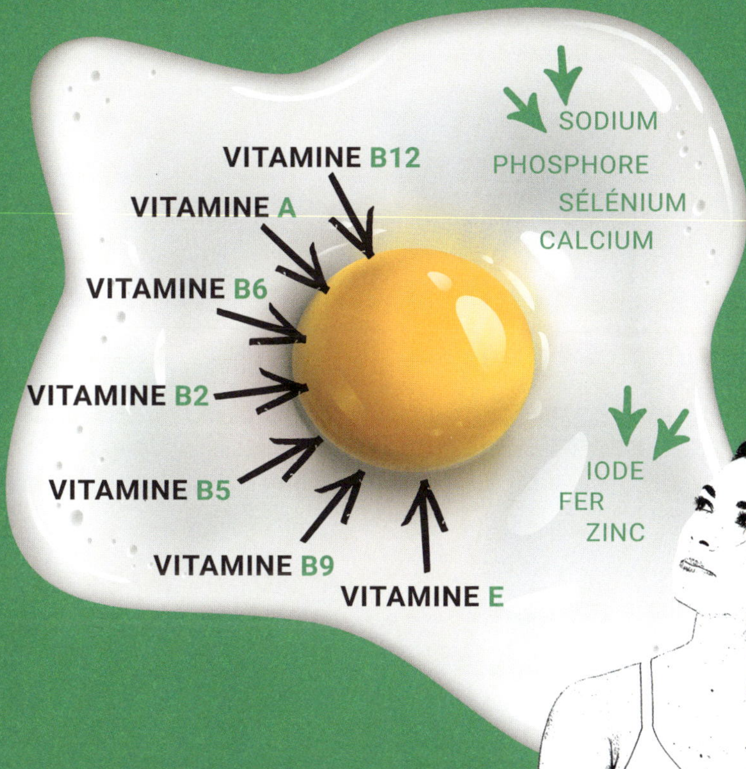

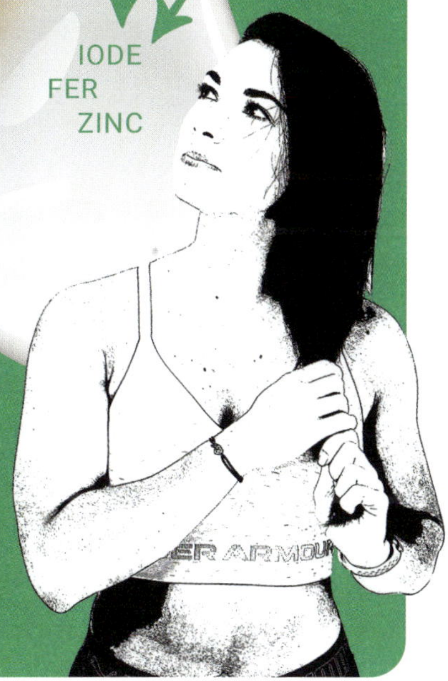

L'UNE DES SOURCES DE PROTÉINES LA PLUS COMPLÈTE ET QUALITATIVE QUI EXISTE AVEC UN PROFIL D'ACIDES AMINÉS ESSENTIELS

Petit conseil sur la consommation des œufs : premièrement, si tu peux les choisir chez un producteur local et bio de préférence, ce serait vraiment GÉNIAL ! Ensuite, pour profiter et assimiler tous les nutriments, je te conseille de bien faire cuire le blanc mais pas le jaune, tu peux même le consommer cru, il est parfaitement digeste comme ça et beaucoup mieux assimilable par l'organisme. Pense également à avoir de bonnes sources de lipides, de « bon gras » dans ton alimentation.
Voici quelques lipides à privilégier :
→ huile de coco ;
→ huile d'olive pressée à froid ;
→ ghee (aussi appelé beurre clarifié ou beurre indien) ;
→ noix du Brésil ;
→ œufs (entiers, puisque les lipides se situent dans le jaune d'œuf).

3. Augmenter son métabolisme, c'est un mode de vie

Ça n'est pas seulement en mangeant certains aliments, et en prenant du muscle que tu vas augmenter ton métabolisme. C'est un mode de vie tout entier à adopter, ton stress et ton sommeil en font aussi partie et on va s'y intéresser en détail dans le chapitre 4.

IL FAUT CHOQUER LE CORPS POUR AUGMENTER SON MÉTABOLISME, FAIRE DU CARDIO DE HAUTE INTENSITÉ DE PRÉFÉRENCE À JEUN ET MANGER TRÈS LÉGER.

(FAUX, ÉVIDEMMENT !)

Ce genre de mythes et d'idées reçues sur le métabolisme sont les plus dangereux et contre-productifs ! Un jour, j'ai mis les doigts dans la prise pour essayer de choquer mon corps et ça a marché, en revanche, mon métabolisme n'a pas bougé…
Ton métabolisme n'est pas une brute, c'est un bébé animal qui ressemble à Simba à la naissance (pour moi, il n'y a pas plus mignon) qui a besoin d'être cajolé, apprivoisé, doucement mais sûrement. Parce que oui ça peut prendre du temps de le faire fonctionner de manière optimale, mais ça en vaut tellement la peine, parce que c'est de ta santé dont il est question…

LE MODE DE VIE D'UN MÉTABOLISME DE MACHINE DE GUERRE :
- optimiser sa masse musculaire *via* un entraînement en musculation, renforcement musculaire minimum 3 fois par semaine ;
- être actif au quotidien (marcher, prendre les escaliers au lieu de l'ascenseur, utiliser un bureau debout, danser…) ;
- faire diminuer son stress au quotidien et améliorer son sommeil (RDV au chapitre 4) ;
- éviter d'être en déficit calorique (prolongé).

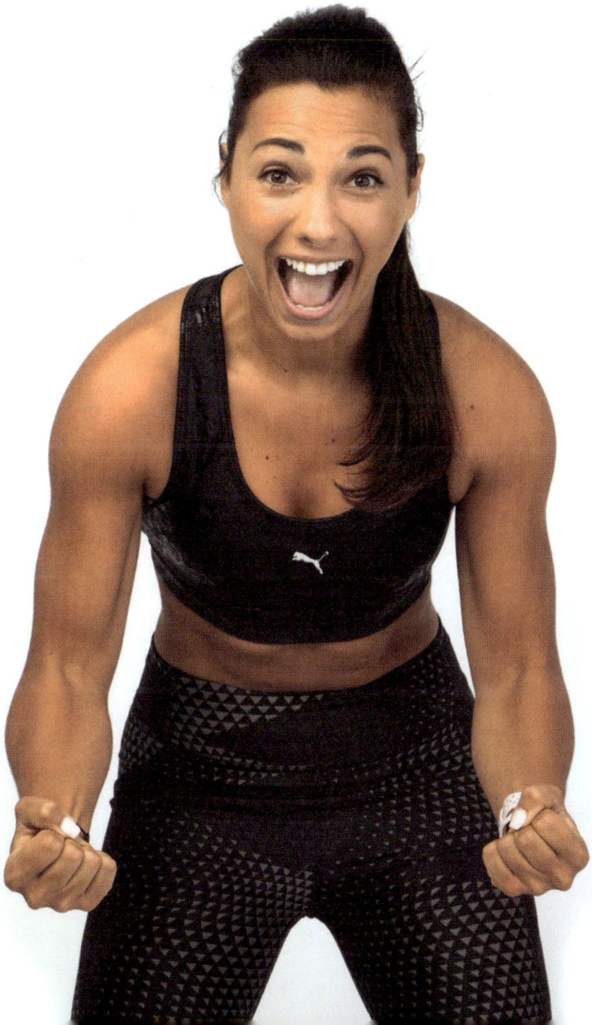

Mon e-book :
« Le miniguide du métabolisme »

UN MÉTABOLISME DE MACHINE DE GUERRE

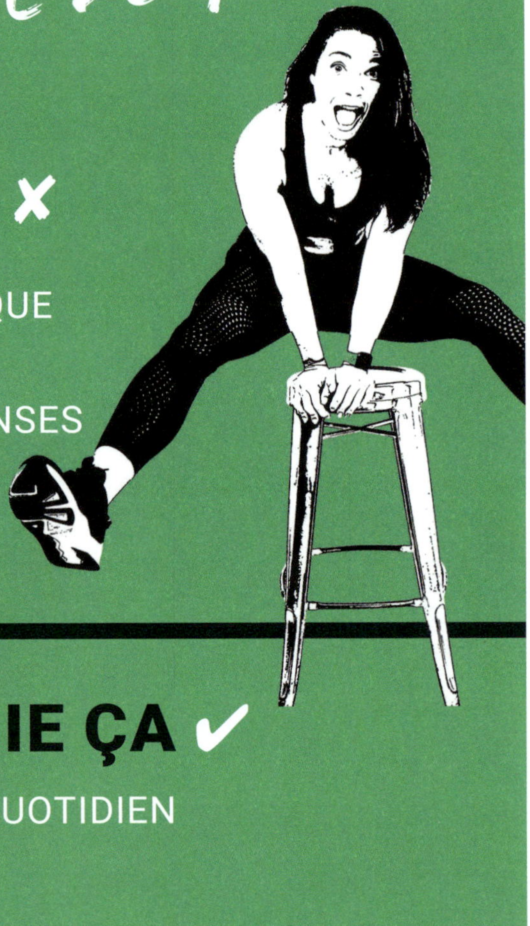

ÉVITE ÇA ✗

- RÉGIME DRASTIQUE
- LES HEURES DE CARDIO INTENSES
- BRÛLEURS DE GRAISSE

PRIVILÉGIE ÇA ✓

- ÊTRE ACTIF AU QUOTIDIEN
- SE MUSCLER
- APPORT EN CALORIES SUFFISANT

LE POUVOIR DE LA CULPABILITÉ SUR TON POIDS

Si tu as du mal à croire au concept du 80/20 que je t'ai exposé précédemment, c'est que tu es sûrement du genre à te dire que dès que tu fais un écart tu prends du poids. Désolée de t'apprendre ça, mais non tu n'es pas différente ou différent, tu ne vas pas défier les lois de la physique. Et si tu n'y crois pas, c'est que ce genre d'écart engendre une culpabilité pour toi.

JE VAIS TE DÉVOILER UN SCOOP : LA CULPABILITÉ FAIT GROSSIR !

Je sens que tu es largué là, quelques pages en arrière, je te dis que tu peux manger de la glace tous les jours sans grossir et là je te dis que la culpabilité fait grossir, moi-même j'aurais envie de fermer le livre, mais comme je sais que je vais encore t'apprendre quelque chose qu'on sous-estime beaucoup, mais qui est vrai, je le garderais quand même ouvert à ta place…

Tu es au restaurant, et là tu fais un excellent choix de menu totalement en accord avec ta santé et tes objectifs. Parce que oui on peut manger au restaurant très régulièrement sans grossir juste en faisant les bons choix (choisir un plat simple avec une source protéinique comme du poisson, et ensuite à toi de demander des accompagnements au serveur, avec des légumes et du riz ou autre que des frites, astuce importante aussi, demander la sauce à part, oui tu peux embêter le serveur, il est là pour ça, le client est roi !).
Vient la fin du repas, carte des desserts… Et là ! Bim ! Ton dessert préféré est présent sur la carte avec la petite mention « Fait maison » qui rajoute de la saveur et de l'exclusivité sur ce dessert que tu ne pourras peut-être jamais retrouver aussi bon que dans cet endroit.
Tu te laisses tenter (et franchement tu as raison). Tu commences à te régaler et là te viennent des pensées comme « Quand même j'aurai pu m'en passer », « C'est dommage avec tous les efforts que je fais », « Il doit y avoir beaucoup

de sucre et de gras », « Demain, je jeûne », « Demain, je fais 2 heures de sport »… Toutes ces pensées qui sont en fait de la culpabilité engendrent du stress en toi, et tes hormones de stress y réagissent évidemment.
Le lendemain, toujours dans ta culpabilité, la première chose que tu vas faire, c'est te peser et là, la balance en accord avec tes pensées affiche quelques grammes voire 1 kilo de plus, et tu maudis encore plus ce dessert.
Entre nous, penses-tu réellement qu'il est possible de prendre 1 kilo de gras en une nuit pour un dessert ?
NON, ABSOLUMENT PAS.

Alors, c'est quoi ces grammes en plus sur la balance ?
Ton corps réagit de différentes manières physiologiques à un stress et l'une d'entre elles s'appelle la (roulement de tambour) RÉTENTION D'EAU.
Rétention d'eau qui ne dure évidemment pas. Mais du coup, c'est l'un des mécanismes qui montrent que seulement par la pensée, ton corps te montre que tu as raison.
Autre chose que va engendrer la culpabilité, et là potentiellement qui peut te faire prendre du gras, c'est le fameux effet « FOUTU POUR FOUTU ».
Même scénario, tu prends ton dessert, tu culpabilises, le lendemain tu te retrouves face à d'autres tentations et tu te dis « foutu pour foutu, autant y aller » et là, en revanche, cela peut véritablement engendrer une prise de gras. **Et cet effet « foutu pour foutu » n'est rien d'autre que la création de ta propre culpabilité.**
La meilleure façon d'y échapper, c'est de manger en pleine conscience comme vu précédemment et d'avoir conscience que ce qui compte, c'est ce que tu fais 80 % de ton temps, de tes jours, et de tes repas.

Ma vidéo sur l'influence de la culpabilité sur ton poids

Ton corps suit tes pensées

Un autre scénario dans lequel tu vas je suis certaine te reconnaître, surtout si tu fais partie des personnes qui se pèsent tous les matins et qui attachent une immense importance au chiffre qu'affiche la balance. Je t'expliquerai d'ailleurs par la suite comment tu peux te détacher de ça, parce que ce chiffre est finalement tellement variable qu'il en devient peu fiable. Donc, tu te pèses et comme à chaque fois que tu te pèses, c'est avec le but de voir un chiffre auquel tu t'es attaché, et là, évidemment, le chiffre qui s'affiche est toujours supérieur à celui que tu veux. À ce moment-là te viennent des pensées comme « Je ne comprends pas, je fais tout ce qu'il faut » et puis pire « Je suis nul » et encore pire « Je suis gros », c'est fou parce que si tu ne t'étais pas pesé ce matin, tu n'aurais sans doute pas eu ce genre de pensées.
Pourquoi elles sont graves ces pensées ? Parce que tout ce que tu mets derrière « je suis », tu le deviens.
Comment ça marche ? Cette pensée « Je suis gros » provoque des sentiments (qui ne sont évidemment pas positifs) qui vont eux-mêmes engendrer tes comportements, et donc ton expérience et donc ta réalité.
La pensée « Je suis gros » va te pousser à des actions qui sont en accord avec celle-ci. Donc tu vas forcément manger plus et céder plus facilement aux nombreuses tentations et à chaque fois tu vas renforcer ce schéma et finalement cela va devenir ta réalité.

Ça ne veut pas dire que tu dois « te mentir », on ne passe pas de l'erreur à la vérité, tu ne peux pas passer de « Je suis gros » à « Je suis affûté ». Attention, n'y voit pas là de la grossophobie ou je ne sais quoi, j'ai utilisé la pensée « Je suis gros » car c'est celle qui par expérience avec des centaines de coachés revient le plus souvent sur la balance.

Tout ça pour te dire qu'il est important de choisir tes pensées, et qu'elles ont un impact considérable sur les actions que tu vas poser. Elles peuvent véritablement t'éloigner de tes objectifs et même plus grave de ta santé. Nous parlerons de tout ça dans le chapitre 4, avec l'estime de soi et son importance pour notre santé physique et mentale.

J'aimerais te parler plus concrètement de la balance, qui nous donne une impression de loterie, tant son chiffre peut parfois être variable.
Prenons l'exemple d'une perte de poids, celle-ci ne sera JAMAIS linéaire, en tout cas si elle l'est, c'est que, soit quelque chose d'anormal se passe dans notre corps, soit notre mode de vie est trop drastique et elle finira par rapidement s'arrêter et s'inverser.

Ton poids varie

Ton poids peut varier parfois jusqu'à 3 kilos d'un jour à l'autre sur la balance, sans que cela ne représente une prise de gras.

Voici six facteurs qui entrent en compte dans la fluctuation de poids au quotidien :

1 Un repas plus riche en sel la veille

Cela ne veut pas dire que le sel fait grossir ou qu'il est mauvais (il a d'ailleurs des atouts santé, la quantité fera le poison) ça veut simplement dire que ton corps en a consommé une quantité à laquelle il n'était pas habitué et a donc retenu plus d'eau qui s'en ira au fil de la journée.

2 Un repas plus riche en glucides

« Ah tu vois que ça fait grossir les glucides » (lol) exactement pour les mêmes raisons que le sel, ton corps a simplement eu un surplus auquel il n'était pas habitué et va faire de la rétention d'eau le temps de réguler, d'assimiler ou simplement d'utiliser cette énergie. Non elle n'est pas stockée immédiatement en gras.

3 Un entraînement de musculation

Pendant un entraînement de musculation, on casse des fibres musculaires, ça n'a rien de mal, c'est comme cela que l'on construit du muscle, et cette véritable construction ne se fait en réalité pas pendant ta séance, mais pendant que tu te reposes. Pour réparer ses fibres, tes muscles vont stocker du glycogène (qui est un glucide complexe du glucose) et c'est pour cela qu'après une séance les muscles ont un aspect plus gonflé et vont stocker plus d'eau pour se réparer et donc forcément durant ce processus, peser plus lourd.

4 Le stress et le sommeil

Directement et indirectement, comme vu précédemment, le stress va favoriser la rétention d'eau, et *idem* pour le manque de sommeil qui lui engendrera plus de stress, un genre de cercle vicieux. Mais également une personne stressée et/ou en manque de sommeil va compenser cette dette d'énergie via l'alimentation. Notre corps réagit à ce genre de stress comme lorsqu'il est en situation de survie, il va donc stocker cette énergie en attendant une meilleure période pour pouvoir la « libérer ».

5 Tu n'es pas passé par la case WC #instantglamour

Pas besoin de te faire de dessin : si ça ne sort pas, c'est que c'est en toi, donc tu vas peser forcément plus lourd. (Sans doute la plus belle phrase de ce livre.)

6 Le cycle menstruel

Pour moi, parmi les personnes les plus masos de ce monde, il y a celles qui se pèsent pendant leurs règles. On n'est déjà pas dans un état émotionnel normal, mais en plus il y a plus de 90 % de chances de peser plus lourd. Non seulement parce que c'est une période favorable à la rétention d'eau et parce que c'est un processus physiologique et normal du corps. C'est aussi une période où tu as potentiellement envie de manger toute ta famille, au sens propre et au sens figuré, tout simplement parce que ton corps a besoin de plus d'énergie qu'habituellement pour répondre et faire face à ce stress. Et tout cela va se réguler évidemment les jours qui suivent.

Tu comprends donc maintenant pourquoi ton poids va fluctuer d'un jour à l'autre et pourquoi il n'est pas judicieux d'y attacher une importance qui peut jouer sur ton mental et l'atteinte de tes objectifs.

Ma vidéo : la réalité sur la perte de poids dont on ne parle pas

À RETENIR : UNE PERTE DE POIDS N'EST JAMAIS LINÉAIRE.

J'AI PRIS 1 KILO

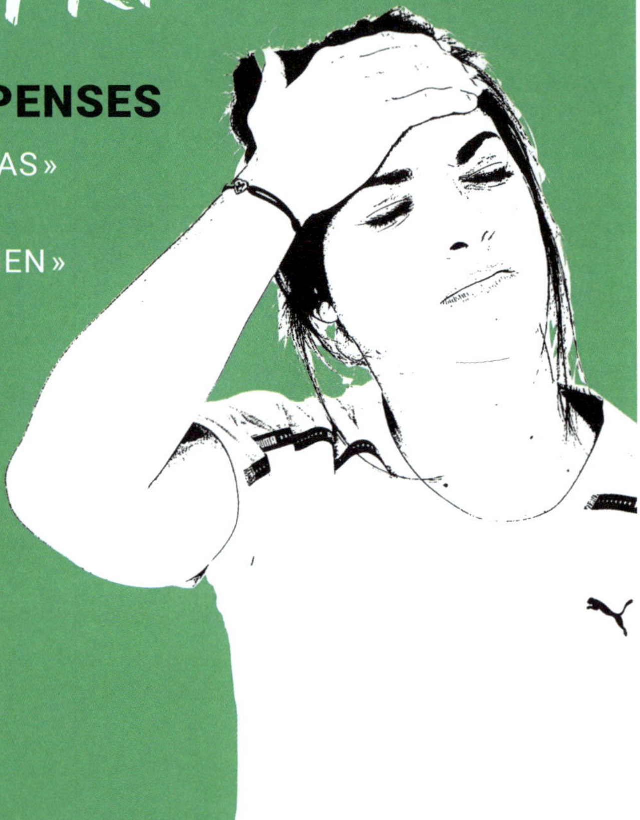

CE QUE TU PENSES

« J'AI PRIS DU GRAS »

« MES EFFORTS
NE SERVENT À RIEN »

LA RÉALITÉ

PRENDRE 1 KILO
EN 1 JOUR
N'EST JAMAIS
1 KILO DE GRAS

*C'EST JUSTE
UNE FLUCTUATION
DE POIDS DUE
À UNE MULTITUDE
DE FACTEURS*

TES ÉMOTIONS NE SE MANGENT PAS !

Tu viens probablement de lire cette phrase et de te dire « Je sais que ça ne se mange pas les émotions, merci Claudia. »
Pourtant, tu t'es sans aucun doute déjà retrouvé dans ce genre de situation, où tu as eu une journée difficile, mentalement et émotionnellement et puis tu vas te réconforter auprès des aliments qui te font plaisir et qui tu penses peuvent apaiser ta douleur avec une petite pensée du style « je mérite bien ça ».
Et puis finalement ce schéma va se répéter à chaque émotion ressentie, et peut même se répéter avec des émotions dites « positives » du genre « allons fêter ça ! », il n'y a pas de mal à ça, mais ça donne juste une indication sur ton rapport à l'alimentation, qui n'est pas sain.
Dans le sens où, en réalité, manger à chaque fois que tu ressens une émotion, ça n'est pas l'apaiser, c'est la renforcer. Parce que le problème que soulève ton émotion n'est pas la faim, donc la solution n'est pas de manger.

En fait, la nourriture sert là de tampon émotionnel, on anesthésie souvent une douleur, il en va de même avec les personnes qui fument.
C'est l'une des raisons d'ailleurs pour lesquelles ils prennent du poids à l'arrêt de la cigarette, ils n'ont plus leur tampon émotionnel et vont donc en trouver un autre. Et l'une des choses qui peut facilement et rapidement nous procurer ce shoot de dopamine (hormone du plaisir) c'est la nourriture, et devine quoi, c'est pas un brocoli qui va te réconforter… Mais plutôt du chocolat, de la glace, des pâtisseries, tu te souviens le combo parfait des industriels pour te rendre accro, eh bien c'est vers ces aliments-là que tu vas te tourner.

Le pire dans tout ça, c'est que ça renforce effectivement tes émotions.
Laisse-moi avant t'expliquer ce qu'est une émotion afin de mieux comprendre comment véritablement s'en servir et les apaiser. Le mot émotion vient du latin *ex movere* qui veut dire « faire mouvement vers l'extérieur à partir de ».
Elle est créée par un déclencheur externe. Une émotion est porteuse d'un ou plusieurs messages, est-ce que quand tu reçois un texto, tu le supprimes sans le lire ? Probablement pas, sinon c'est quand même très bizarre…

Je te redirige vers un autre professionnel immédiatement !
Il en est de même lorsque tu manges, quand tu ressens une émotion, tu essayes de supprimer ce texto sans le lire. Et plus qu'un texto qui parfois peut être sans intérêt, tu sais par exemple que quand on t'envoie « Je peux t'appeler ? » ça veut dire, appelle, en fait ! ou bien « Tu dors ? » (Oui, je dénonce beaucoup, c'est un livre très engagé !)
L'émotion elle, si elle est là, c'est qu'elle a systématiquement un message important à te faire passer, et même si elle est désagréable et inconfortable, il faudrait donc éviter d'ignorer ce message.
Parce qu'en faisant ça, l'émotion reviendra de plus en plus forte pour que tu l'entendes.
La véritable question, c'est pourquoi cette émotion est là et qu'est-ce qu'elle cherche à te dire, à t'apporter ?
Tout comme quand tu as des migraines et que tu prends un médicament qui va juste masquer la douleur mais pas résoudre le problème que soulève cette migraine, elle n'est pas là par hasard.
Sauf que, pour beaucoup de personnes, manger ses émotions est devenu une habitude ancrée, si bien qu'elles ne se rendent pas compte qu'elles mangent de façon émotionnelle. Tout comme ce schéma s'est installé dans ton quotidien, c'est-à-dire à force de répétition, c'est de cette façon-là que tu pourras le désinstaller. En commençant par exemple à marquer un véritable stop, quand tu ressens une émotion, en te posant et en te disant « OK, il se passe quoi là, pourquoi je ressens ça ? À quoi va me servir cette émotion ? Quel mouvement m'invite-t-elle à faire ? Comment cette émotion peut-elle me faire grandir ? Quelles sont selon moi les meilleures actions que je vais poser en réponse à cette émotion ? »
Te poser ces questions-là et écrire les réponses peut réellement t'aider à vivre tes émotions.
Tu vas voir à quel point elles sont importantes et combien elles ont à t'apporter, même désagréables, elles ne sont pas là par hasard.

À RETENIR : il n'existe pas d'émotions négatives ou positives, certaines sont agréables à ressentir, d'autres moins. Mais qu'importe leur nature, elles sont là pour notre croissance personnelle, elles sont de précieux messagers que l'on oublie trop souvent d'écouter, par peur de confrontation d'une réalité qui nous déplaît. Et pourtant, elles sont des alliées précieuses, qu'on ne devrait pas ignorer.

COMMENT DÉVELOPPER SON INTELLIGENCE ÉMOTIONNELLE ET MIEUX GÉRER SES ÉMOTIONS AU QUOTIDIEN

1. Identifier l'émotion : colère, joie, déception, tristesse, excitation ?
2. Conscientiser l'émotion : où est-ce que je la ressens dans mon corps ? Est-ce que c'est chaud ? froid ? douloureux ? Quelles sont la forme et la couleur de cette émotion ?
3. Quel est le message de cette émotion ? De quoi m'informe-t-elle ?
4. Quel est le mouvement que m'invite à faire ce message ? Quelle action vais-je immédiatement poser en réponse à ce message ?

Ma vidéo sur l'alimentation émotionnelle

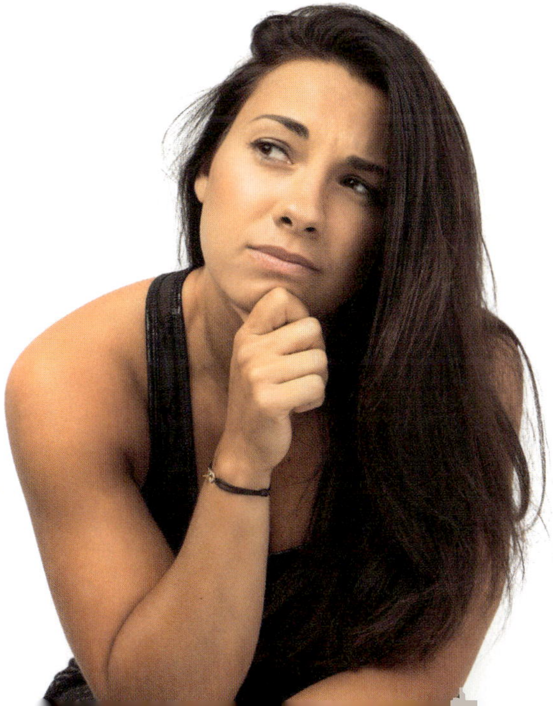

TON ÉDUCATION DICTE TA FAÇON DE MANGER

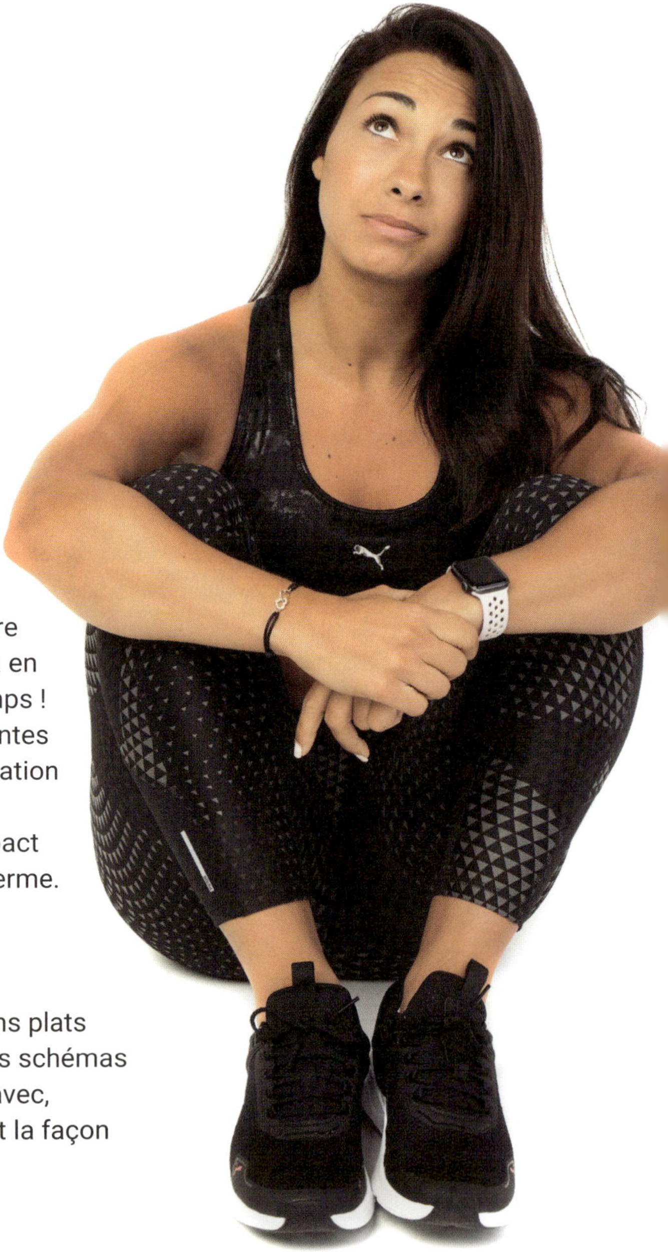

« Finis ton assiette ! »
« Mange, ça te fera du bien ! »
« Fais-moi plaisir, reprends-en une part. »
« Si tu veux grandir, il faut manger. »

Et le pompon sur la Garonne « Finis ton assiette, y a des personnes qui meurent de faim. » Whaaaat ??? Je peux te garantir que si finir son assiette pouvait résoudre la faim dans le monde, ma grand-mère pied-noir sicilienne aurait résolu ça en moins de deux depuis fort longtemps ! Ces phrases sont tellement fréquentes et inscrites de génération en génération qu'on ne s'y arrête même pas une seconde pour s'interroger sur l'impact qu'elles peuvent avoir sur le long terme. Et pourtant…

Bien évidemment, il n'y a aucune mauvaise intention derrière les bons plats de mamie, mais la répétition de ces schémas s'inscrit dans la durée, on grandit avec, et ils nous dictent inconsciemment la façon dont on mange à l'âge adulte.

Il t'est sûrement déjà arrivé d'être invité et de te forcer à finir ton assiette « par politesse ».
Je peux aussi te garantir que si finir son assiette faisait de nous des personnes polies, j'aurais une grande longueur d'avance (oui grâce à mamie).

Et si tu remettais en question toutes ces croyances, si tu doutais un peu là-dessus en te disant « Suis-je vraiment une mauvaise personne si je ne finis pas mon assiette ? », « Vais-je vraiment être jugé par mes hôtes ? », « Vais-je vraiment résoudre la faim dans le monde ? », « Est-ce que je peux encore grandir si je mange plus d'épinards à 36 ans ? » C'est juste pour te montrer le non-sens de certaines choses qu'on te répète, que tu te répètes et que tu répéteras à tes enfants, si ça n'est pas déjà fait… Mais il n'est jamais trop tard, et tu sais quoi ? En avoir conscience est un énorme pas en avant.

QUELQUES QUESTIONS À TE POSER

Quelles sont les croyances sur l'alimentation qui m'ont été transmises durant mon éducation qui sont encore présentes aujourd'hui ?
Ai-je la certitude à 100 % que ces croyances sont « vraies » ?
Comment pourrais-je aujourd'hui semer le doute dans ces croyances pour ne pas qu'elles m'inhibent ?

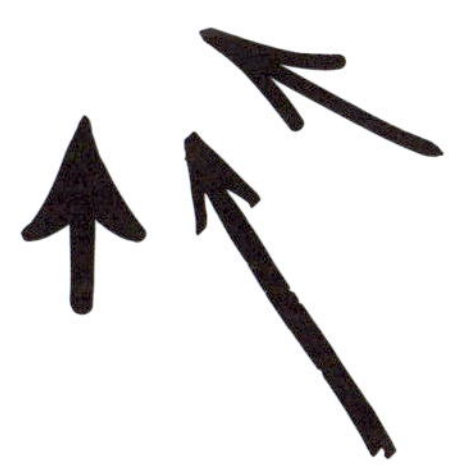

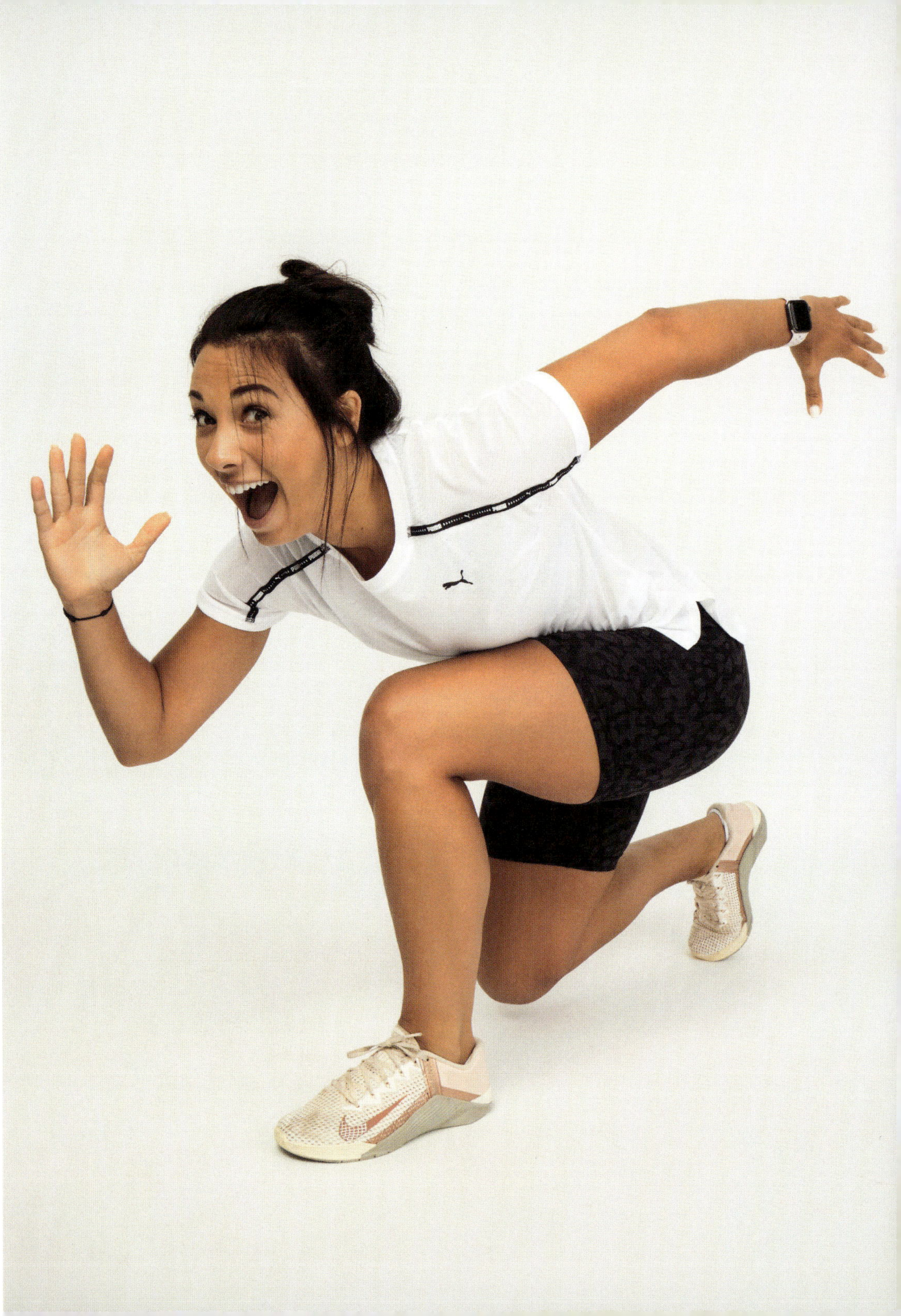

3

LE MOUVEMENT C'EST LA VIE !

3. LE MOUVEMENT, C'EST LA VIE !

Parce que tu as vraiment cru qu'une coach, ancienne sportive de haut niveau, et compétitrice dans l'âme allait faire un livre sans parler de sport. Je veux bien aller à contre-courant mais je ne peux défier les lois de la physique et de la nature. Et s'il y a bien une chose avec laquelle toute la science s'accorde sur la même note, c'est LE MOUVEMENT !

Tu as remarqué que j'ai utilisé le mot « mouvement » et non « sport » ou « activité physique » qui peut en faire fuir plus d'un et plus d'une. Parce que beaucoup trop de personnes associent ça à de la souffrance, tout comme la perte de poids, sans doute encore une création de l'industrie des régimes. Dès qu'on parle musculation, on a l'image du mec qui pousse de la fonte dans une salle de sport, ou de la femme qui ressemble de plus en plus physiquement à Schwarzy si elle commence à soulever lourd. Or, sache que toutes ces images que tu as en tête ne représentent absolument pas la réalité. Pour qu'une femme se transforme en Hulk, il va falloir qu'elle se fasse aider, non pas par un coach mais par de la chimie, si tu vois ce que je veux dire… Une femme n'est naturellement pas faite pour développer des muscles similaires à ceux d'un homme. N'y voit rien de sexiste s'il te plaît, c'est juste de la science. Les femmes ont tout simplement 15 fois moins de testostérone que les hommes, mais notre potentiel musculaire est similaire à celui d'un homme. Donc nous pouvons prendre le même pourcentage musculaire qu'un homme, mais évidemment comme nous avons beaucoup moins de testostérone, nous ne ressemblerons pas à un homme. Tu me suis toujours ? Tu viens vraiment de me répondre alors que je ne suis pas là ? Bref !

Les femmes prennent même parfois plus de force que les hommes. Autre chose, qui fait qu'une femme s'entraînant en musculation ne peut (naturellement) pas ressembler à Hulk, c'est que nous avons un pourcentage de masse grasse génétiquement plus important, avec un besoin d'environ 12 % de masse grasse essentielle pour réguler nos hormones, contre environ 3 % pour les hommes.

Ceci n'est en rien une punition de dame nature, c'est hormonal et ce qui nous permet donc accessoirement de procréer. Cette masse grasse est vitale à ta bonne santé et ça il est important d'en avoir conscience.

Parce qu'une personne en surpoids sera autant en mauvaise santé qu'une personne en souscharge pondérale.

Une fois encore, l'équilibre est ton ami !

Revenons à notre très cher mouvement. Et pourquoi j'emploie le mot mouvement et non sport, activité physique, *no pain no gain,* sueur, cris, pleurs, courbatures… #toujoursplus mais parfois quand je parle de sport, je vois que dans le regard des personnes, c'est exactement ce qu'ils perçoivent. Et c'est l'une des raisons principales qui fait que beaucoup de personnes n'arrivent pas à se mettre au sport et à tenir cette habitude sur le long terme.
La fameuse vision du tout ou rien. Soit je fais du sport comme Dwayne Johnson, soit je reste dans mon canapé devant Netflix.

RETIENS BIEN CECI : AUCUN MOUVEMENT N'EST INUTILE.

Marcher, prendre les escaliers au lieu de l'ascenseur, se garer plus loin, descendre à un arrêt de bus ou une station de métro avant, jouer avec ses enfants, danser, toutes ces petites choses que tu peux très facilement intégrer dans ton quotidien sans contraintes, ni douleur ni sueur ni pleurs (à part ceux de tes enfants si tu gagnes à leur jeu préféré, mais ça, ça ne compte pas). Toutes ces choses vont augmenter ta dépense énergétique au quotidien hors entraînement sportif cela s'appelle la N.E.A.T *(Non Exercises Activities Thermogenesis).*

Il n'est pas rare qu'on me demande « Quel est le meilleur sport pour perdre du poids ? », « Quel est le meilleur sport pour perdre des cuisses ? du ventre ? des bras ? », « Quel est le meilleur sport pour une bonne santé ? »…

Voici ma réponse : LE MEILLEUR SPORT C'EST… LA RÉGULARITÉ !
(Ne cherche pas, hein, ça n'est pas une vraie discipline.)
Ce qui compte par-dessus tout, c'est ce que tu vas pouvoir répéter un maximum de fois dans la semaine. Qu'est-ce que cela signifie ? Que tu dois avant toute chose trouver une activité qui te plaît ! À toi ! Et ne pas faire une activité parce que tu as vu un mannequin le faire, ou une influenceuse à laquelle tu ne cesses de te comparer et te culpabiliser alors qu'il est fort probable que le corps qu'elle a n'a pas été obtenu grâce à cette activité (si vraiment elle a ce corps d'ailleurs #photoshop).
Ensuite, bien évidemment, il y a des choses qui sont plus optimales que d'autres en termes de santé et de composition corporelle, par exemple perdre du poids en ne faisant que du cardio, est-ce que c'est possible ? Oui, mais est-ce que c'est optimal en termes de santé et de composition corporelle ? Non.
Quand on perd du poids, il se passe un certain nombre de mécanismes comme le ralentissement du métabolisme.

Comme nous l'avons vu au chapitre 2, un métabolisme n'est jamais « cassé », figé. Celui-ci S'ADAPTE, à ton mode de vie, à ton apport calorique. Plus le nombre de calories que tu consommes diminue, plus ton métabolisme va ralentir, afin de pouvoir maintenir au maximum tous les mécanismes vitaux vus précédemment. Un métabolisme qui ralentit, c'est aussi un corps qui dépense moins de calories. Toujours pour maintenir ce qui est le plus important. Le muscle par exemple va te permettre de dépenser plus de calories au repos sur ton canapé devant ta série préférée. Et c'est là que ça devient intéressant en termes de ce qu'il y a de plus optimal.
Augmenter ta masse musculaire te permettrait même de ne plus jamais faire ce maudit effet yo-yo. Il a été observé que la plupart des gens subissent un effet yo-yo à la suite d'un régime (un régime drastique n'est pas tenable sur le long terme) et il ne faut pas oublier que ces personnes sont soit sédentaires, soit elles n'ont pas optimisé leur masse musculaire durant cette perte de poids. Résultat, dès qu'elles se remettent à manger normalement, leur corps stocke cette énergie en gras comme il n'y a pas de muscles dans lesquels celle-ci pourrait être stockée et soutenir du coup les fonctions métaboliques.

Un corps plus musclé, c'est un métabolisme plus élevé et donc un corps qui dépense plus de calories au repos. Je sais bien que juste avant je t'ai demandé de choisir un sport que tu aimes avant tout afin de faire preuve de régularité et là tu commences à t'inquiéter parce que tu te rends compte que ton sport ne va pas parvenir à optimiser ta masse musculaire, à te tonifier, et avoir un métabolisme de machine de guerre.
Le muscle est utile dans chaque activité, maintenant à toi de prendre ton activité favorite et te demander comment tu pourrais t'améliorer dans ce sport en utilisant le renforcement musculaire.

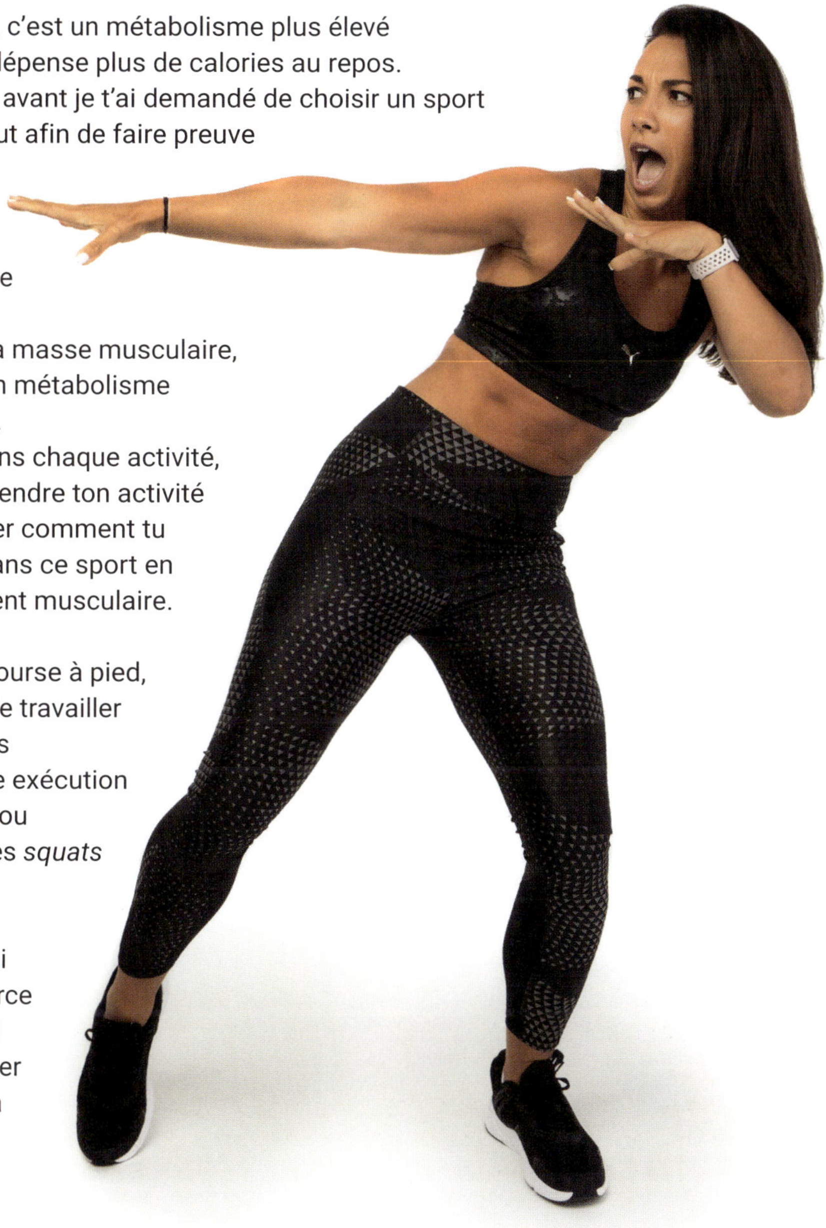

Par exemple pour la course à pied, il va être intéressant de travailler son explosivité, *via* des mouvements avec une exécution à tempo plutôt rapide ou avec des sauts pour les *squats jump* (un squat suivi d'un saut).
Pour courir, tu as aussi besoin de tes bras, parce que oui on court aussi avec nos bras, renforcer ton haut du corps sera un allié extrêmement précieux.

3. LE MOUVEMENT, C'EST LA VIE !

Autre aspect non négligeable de la musculation, ça va t'éviter un max de blessures. Parce que les muscles vont pouvoir soutenir et protéger tes articulations, améliorer ta posture. Tu savais d'ailleurs que contrairement à la croyance populaire, la musculation est le sport avec le taux de blessures le plus faible !
En termes de santé et de longévité, la musculation n'a que des plus, amélioration du système immunitaire, diminution du risque de développer des maladies, diminution de l'hypertension artérielle, amélioration de l'humeur, diminution du risque de dépression, diminution des risques de développer diabète, cholestérol…, amélioration de la mémoire, diminution du risque de développer des maladies neurodégénératives (Alzheimer, Parkinson), amélioration du temps de réaction.

Si la musculation, le renforcement musculaire, n'est pas le sport que tu kiffes, tu peux le percevoir comme un allié précieux pour performer dans ton activité favorite. Et il est un allié indispensable à ta santé de fer !

À RETENIR : nous sommes faits pour le mouvement, et il est indispensable à notre santé physique comme mentale, mouvement ne veut pas dire faire 2 heures de sport par jour en souffrance extrême. Assure-toi de bouger régulièrement dans ton quotidien.

6 HABITUDES POUR ÊTRE FIT ET EN BONNE SANTÉ

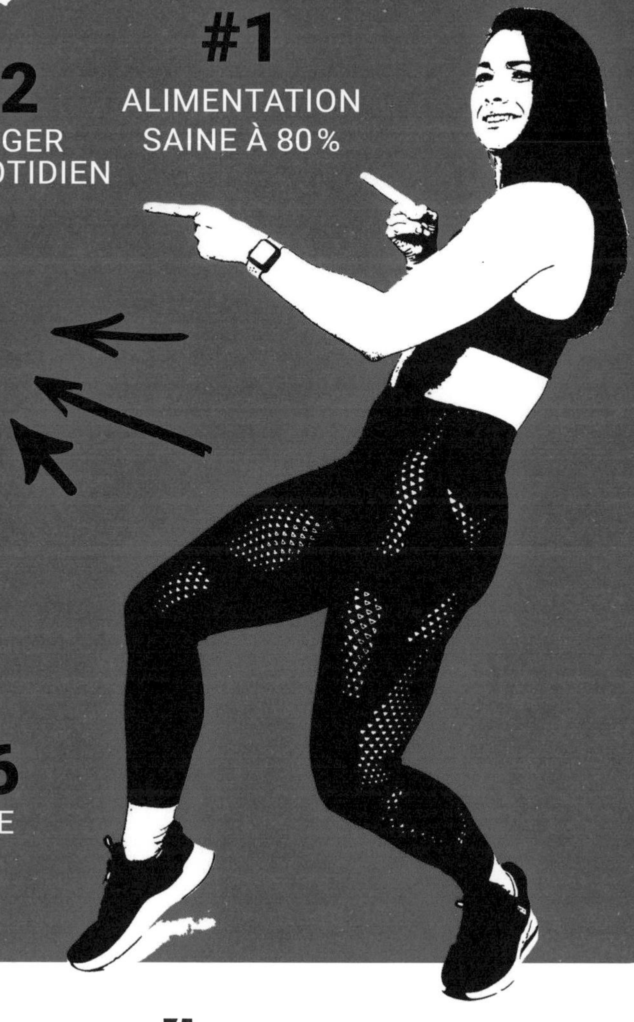

#1

ALIMENTATION
SAINE À 80 %

#2

BOUGER
AU QUOTIDIEN

#3

UN SOMMEIL
DE QUALITÉ

#4

MANAGER
SON STRESS

#5

SE MUSCLER

#6

RIRE

MES CONSEILS POUR CRÉER TON PROPRE PROGRAMME D'ENTRAÎNEMENT

CHOISIR UN NOMBRE D'ENTRAÎNEMENTS QUE TU VAS T'ENGAGER À RÉALISER CHAQUE SEMAINE

Je te conseille minimum 3.

CHOISIR LA DURÉE D'ENTRAÎNEMENT

Planifie ta semaine à l'avance : à quel moment de la journée tu vas t'entraîner et quels jours ?

QUEL TYPE D'ENTRAÎNEMENT TU VEUX RÉALISER

Cardio ? renforcement ? haut du corps ? bas du corps ? *Full body* (tout le corps) ? Tu peux évidemment faire des entraînements différents à chaque fois si tu le souhaites.

CHOISIS COMMENT TU SOUHAITES RÉPARTIR CES ENTRAÎNEMENTS

Par exemple, je m'entraîne en *full body* 5-6 fois par semaine. Si je cale des séances de cardio, je fais en sorte de les caler le plus éloigné possible (pas le même jour) de mes séances de renforcement. Tu peux alterner, par exemple, un jour de cardio, un jour de renforcement musculaire.

LE CHOIX DES MOUVEMENTS

Je vais te conseiller quelque chose de contre-intuitif : n'aie pas peur de réaliser régulièrement les mêmes séances.

Pourquoi ? Pour améliorer ta technique, même un mouvement paraissant plus ou moins simple dans sa réalisation, comme le squat, demande une certaine technique de la répétition, et un gain en mobilité et souplesse. Je te conseille d'ailleurs de te filmer et de comparer avec des vidéos d'athlètes ou réalisées par des professionnels sur Youtube. Le facteur le plus important de progression, c'est la répétition, alors ne crains pas de « radoter » dans tes entraînements et si tu te concentres sur l'amélioration de ta technique, tu verras que ça ne sera pas ennuyeux, il y aura toujours matière à travailler ☺

LE NOMBRE DE MOUVEMENTS

Je te conseille de choisir 6 mouvements ; par exemple quand je m'entraîne en *full body*, je fais généralement 3 mouvements haut du corps et 3 mouvements bas du corps (*cf.* : mon programme *full body* offert).

LE NOMBRE DE RÉPÉTITIONS PAR EXERCICE

Cela va dépendre de ton niveau mais aussi et surtout si tu utilises de la charge ou pas. Moins tu as de charge et plus tu vas faire de répétitions pour suffisamment stimuler ton muscle. Je te conseille de garder

2 répétitions de réserve, d'éviter d'aller jusqu'à l'échec, principalement si tu utilises des poids. Si tu fais tes exercices au poids de corps, tu peux aller jusqu'à l'échec.
Échec = Maximum de répétitions, tu ne peux pas en faire une de plus.
2 répétitions de réserve = Tu sens que tu peux encore faire 2 répétitions mais pas plus, tu t'arrêtes là.

NOMBRE DE SÉRIES

Je te conseille d'en faire 3 pour commencer, puis quand tu sens que tu peux augmenter, d'en faire 4.

LE TEMPS DE RÉCUP

Il va également varier selon ton niveau et si tu utilises de la charge ou pas. Plus tu auras de charge et plus tu auras besoin d'un temps de récup long.
Je te conseille de faire ça au ressenti, au moment où tu sens que ton cardio commence à redescendre, tu enchaînes la série suivante. Ça t'oblige également à rester concentré sur ta santé et sur ce que tu ressens et non pas sur ce qui se passe sur Instagram, ou dans tes notifications de messages.

TU N'AS PAS LE TEMPS DE T'ENTRAÎNER ?

Combien de fois ai-je entendu ça ?
J'avoue l'avoir déjà utilisé quelquefois.

LA VÉRITÉ ?

C'est que tu n'auras JAMAIS le temps.

POURQUOI ?

Parce que tu ne peux pas avoir du temps !
Tu peux seulement PRENDRE le temps.
Autrement dit, tout est une question de priorité.
Alors quelles sont tes priorités ?
Pourquoi as-tu envie de prendre du temps ?

TA SANTÉ NE MÉRITE-T-ELLE PAS UN PEU DE TEMPS DANS TON QUOTIDIEN ?

C'est quoi 20 minutes par jour ?
C'est quoi 30 minutes par jour ?
Et même 45 minutes et 1 heure, c'est quoi sur 24 heures ?
Ta santé ne mérite même pas ça ? Tu peux fermer ce livre, il ne te servira à rien.
J'ai quand même une bonne nouvelle pour toi, je vais te faire gagner du temps, je t'offre mon programme *full body* adapté à tous les niveaux avec ou sans matériel.
Je te préviens, plus tu vas avancer dans ce livre, plus il te sera difficile de trouver des excuses.

6 CONSEILS EFFICACES POUR PROGRESSER DE FAÇON INFINIE DANS TON ENTRAÎNEMENT

1. LE VOLUME D'ENTRAÎNEMENT

Celui-ci représente le nombre de séries par groupe musculaire, on peut le compter sur une semaine par exemple. Pour les débutants, on parle de 10 à 13 séries par groupe musculaire pour progresser et pour les intermédiaires et avancés de 14 à 20 séries.

2. GÉRER TA FATIGUE

Chacun de tes entraînements engendre une fatigue qui va s'accroître au fil de la semaine, pour cela mettre au moins un jour de repos dans ta semaine est nécessaire. Il existe d'autres techniques pour gérer celle-ci comme prendre soin de ton sommeil (le chapitre suivant va t'y aider) ou bien le *deload* comme expliqué dans la vidéo ci-dessous.

3. LA TECHNIQUE PLUS QUE LES CHIFFRES

Beaucoup trop de personnes se focalisent uniquement sur les chiffres, que ce soit le nombre de séries, de répétitions, la charge utilisée… avant même de s'intéresser à la technique. Sauf que, tu peux soulever la terre entière, si ta technique est médiocre, tes résultats seront médiocres.

4. LA NUTRITION

Toujours un précieux allié pour ta santé mais également pour ta progression. Pour te muscler, le déficit calorique prolongé n'est vraiment pas une bonne solution.

5. RÉGULARITÉ ET RÉPÉTITION

Pas de secret, s'il y a seulement deux choses à retenir pour progresser dans tout ce que tu veux, tu dois le faire souvent et répéter la même chose, d'où l'importance de kiffer ça.

6. LA PATIENCE

Et si tu kiffes, tu vas pouvoir répéter sans problème et surtout ne pas perdre patience, parce qu'une fois encore les choses qui en valent la peine prennent du temps.

Retrouve le détail de chacun de ces conseils dans la vidéo ci-dessous :

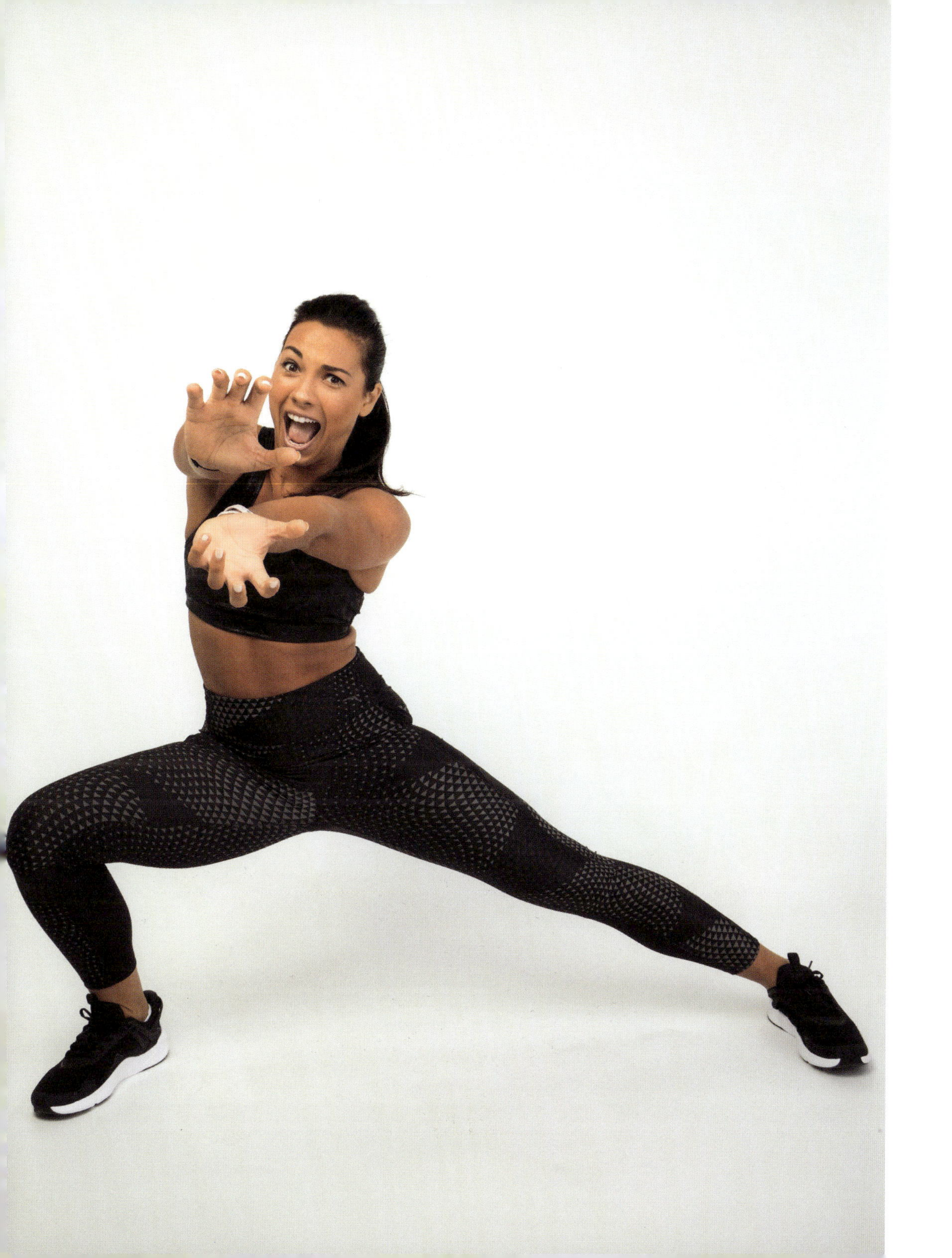

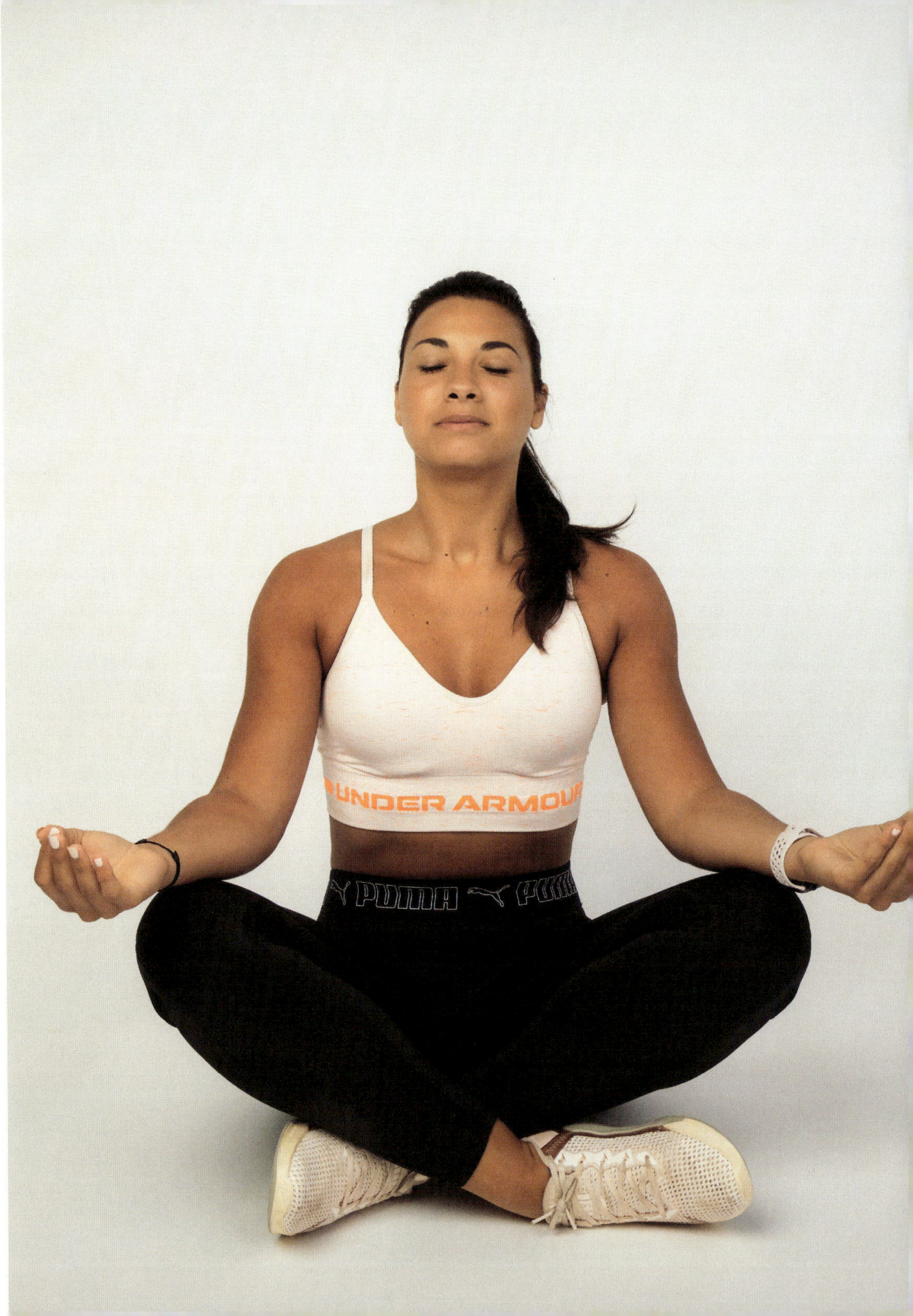
UNDER ARMOU
PUMA

4

MODE DE VIE ET MINDSET

Dans la quête à une meilleure composition corporelle (moins de gras plus de tonicité), on est focalisé principalement sur la nutrition, un peu sur l'activité physique, mais peu, voire pas du tout, sur son mode de vie et ce qui se passe dans notre tête. Alors que ça a une importance primordiale. Ne serait-ce que le stress et le sommeil qui font très clairement partie des piliers d'une bonne santé sur le long terme et d'une composition corporelle en accord avec cela. Sans l'optimisation de ces deux facteurs, les résultats sont non seulement plus difficiles à obtenir mais ils sont encore moins tenables sur le long terme.

STRESS & SOMMEIL : MARIONS-LES

Notre mode de vie est très facilement impacté par différents stress, qu'ils soient professionnels, personnels ou environnementaux.
L'hormone du stress que l'on souhaite au maximum éviter de stimuler est le cortisol. Parce que oui, il y a « le bon et le mauvais stress », le bon stress tu stresses, mais c'est un bon stress, alors que le mauvais stress, tu stresses aussi… mais c'est un mauvais stress (je sais que tu as la réf. !). #LesInconnus
Une production de cortisol élevée va impacter quasiment toutes les hormones de notre corps. Étant donné que celles-ci contrôlent et interagissent avec de nombreux systèmes de notre corps, des perturbations du système hormonal peuvent affecter l'organisme tout entier. Et on a beaucoup trop tendance à classer le stress avec un impact seulement psychologique, alors que le cortisol va directement relier le corps au psychisme.
De nombreuses études ont montré les effets néfastes du cortisol sur notre composition corporelle, comme l'étude de Hollander et al. réalisée sur des étudiants. Ceux qui étaient les plus stressés ont développé moins de force, mais également gagné de la graisse, alors que la situation était totalement inversée sur les étudiants les moins stressés.
Le stress va également impacter ta récupération, tu vas rapidement te retrouver dans un cercle vicieux. Bien évidemment, il est parfois difficile de ne pas être impacté par le stress, nous sommes des êtres humains avant tout et je te donnerai par la suite mes meilleurs conseils pour faire diminuer ton stress au quotidien.

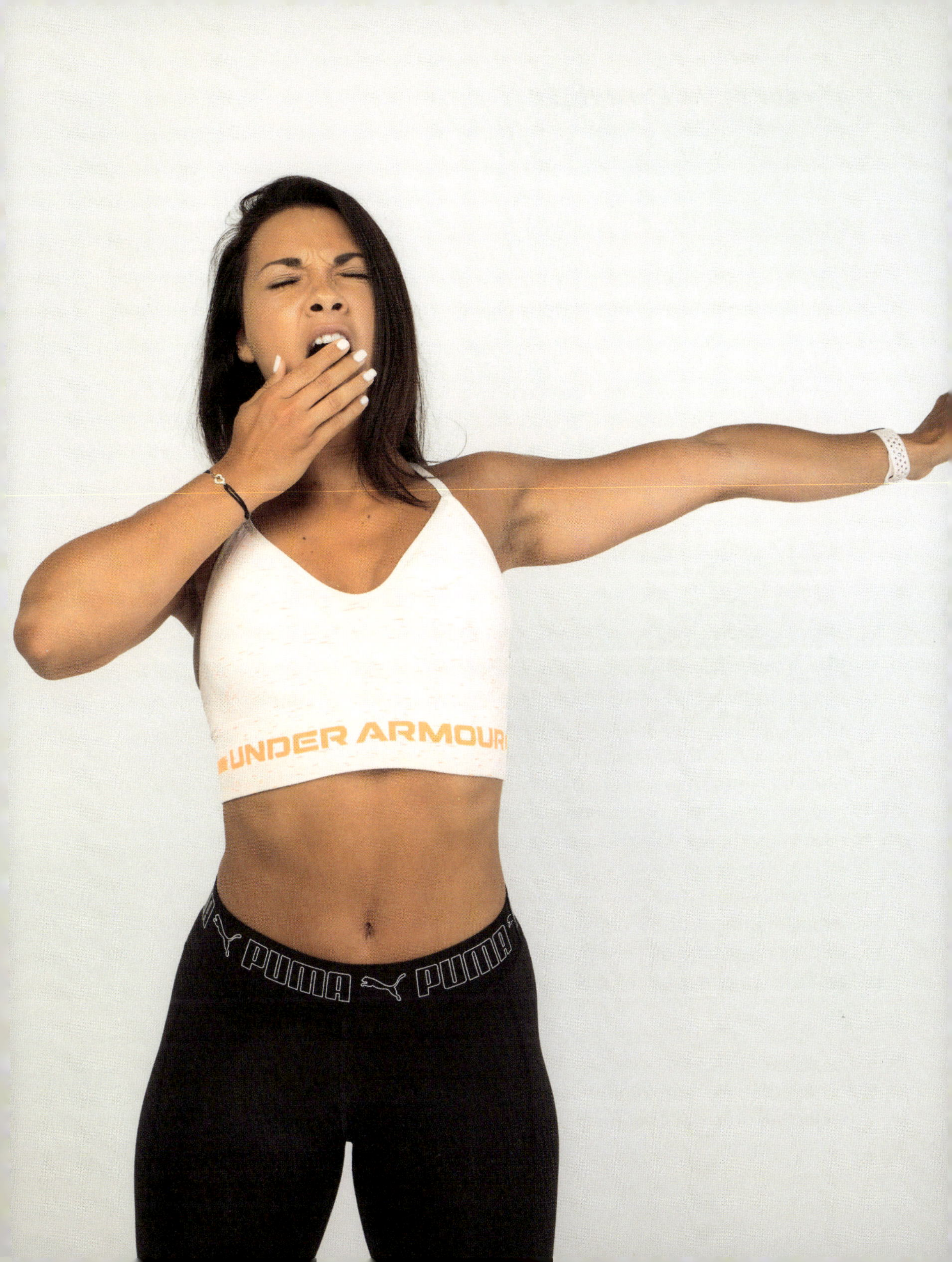
UNDER
PUMA PUMA

De plus, nous réagissons tous différemment au stress, certaines personnes vont avoir tendance à manger plus et d'autres à manger moins, parce que ça leur fait « un nœud dans l'estomac », ce n'est pas pour rien qu'on l'appelle notre « deuxième cerveau », nous y avons plus de 100 millions de neurones à l'intérieur.

Maintenant, il y a aussi de grandes idées reçues concernant le stress et la manière dont notre corps réagit. En effet, ça n'aura échappé à personne que le stress a une très mauvaise pub, il a d'ailleurs bon dos. Il semblerait que la manière dont on perçoit le stress influence considérablement la manière dont notre corps va réagir. Et il y a deux façons de le percevoir, comme une menace ou comme un défi.

Je t'invite à regarder ce formidable Ted x de Kelly McGonigal qui l'explique et le démontre merveilleusement bien.

Une étude a été menée sur 30 000 adultes aux États-Unis pendant huit ans. Les chercheurs ont demandé aux participants « Quelle quantité de stress avez-vous supporté l'année dernière ? » puis « Croyez-vous que le stress est dangereux pour votre santé ? »
Les personnes ayant connu une année stressante avaient 43 % de risques supplémentaires de mourir. Il s'agit en réalité des personnes qui associent le stress à un danger. Ceux qui avaient beaucoup de stress mais qui ne le percevaient pas comme nocif avaient des risques plus faibles de mourir.

Pendant ces huit années où les chercheurs ont étudié les réactions physiologiques du stress liées à notre perception de celui-ci, 182 000 Américains étaient morts prématurément, **soit 20 000 décès par an, dû à une croyance.**
Celle que le stress était nocif pour la santé.

Certes, le stress n'est pas ce qu'il y a de plus agréable, mais ce qui est incroyable, c'est que tu peux le rendre plus agréable, tu peux en faire un réel allié en changeant tes pensées par rapport à celui-ci. Ce que ces chercheurs ont découvert, c'est que lorsque tu changeais tes croyances sur le stress, les réponses de ton corps étaient complètement différentes.

Comment faire pour changer cette perception, et ne plus voir le stress comme une menace mais comme un défi ?
En se servant de tous les symptômes qui y sont associés comme de réels atouts.
Par exemple, l'accélération du rythme cardiaque liée au stress va te servir à te préparer à l'action.
Si ta respiration s'accélère, c'est juste pour apporter plus d'oxygène à ton cerveau.

Une autre étude de Harvard a justement permis de démontrer avec les pensées ci-dessus que les réactions physiques étaient opposées lorsqu'on percevait le stress comme une menace.
L'exemple le plus frappant, c'est lors de l'accélération du rythme cardiaque, habituellement les vaisseaux sanguins se contractent, et c'est pour cela que le stress est associé aux maladies cardiovasculaires. Mais avec les croyances vues précédemment, les vaisseaux sanguins sont restés détendus.

À RETENIR : l'impact que le stress a sur notre organisme dépend de la façon dont on le perçoit…

Outre le fait de changer sa perception du stress, je te propose quelques astuces pour le faire diminuer au quotidien :

LA MÉDITATION

Ne ferme pas ce livre de suite, je vais changer ta perception de la méditation qui n'a absolument rien à voir avec le fait de s'asseoir en tailleur et faire « hmmmmmmmmm ». Tu n'as pas besoin d'être moine bouddhiste pour méditer.

Beaucoup de personnes disent « ah mais non, moi la méditation je ne peux pas, je pense trop… ». Mais qui a dit que méditer c'était ne pas penser ?
La méditation, c'est la musculation du cerveau, c'est partir avec ses pensées, en prendre conscience et revenir dans l'instant présent.
Je dois absolument te parler des bienfaits de la méditation qui sont notables chez n'importe quel individu réalisant une pratique régulière.

Méditation et ondes cérébrales

Il existe une véritable science sur les effets de la méditation sur le corps et l'esprit. Un changement dans le rythme des ondes cérébrales a notamment été observé, celui-ci deviendrait plus facile et plus stable.

En quelques mots, voici, pour que tu comprennes et que, accessoirement, tu te la ramènes en soirée, ça fait toujours classe, je t'assure.
Quand tu es normalement éveillé et actif, les ondes bêta de 13 à 30 hertz (cycles par seconde) forment l'essentiel de tes ondes cérébrales.
Elles sont également appelées « ondes de stress » parce que ce sont dans des situations où l'on manifeste de l'inquiétude ou que l'on pense beaucoup qu'elles sont présentes. Quand tu es en état de repos, physique et mental, ou lorsque tu ressens des sentiments agréables, si ton esprit est calme, ton cerveau émet des ondes alpha de 8 à 12 hertz.
Et juste avant de t'endormir, lors d'un état de sommeil léger, les ondes thêta de 4 à 7 hertz apparaissent. Lorsque celles-ci se manifestent, tu fais preuve d'une grande créativité et perspicacité.
Les ondes delta de 1 à 3 hertz apparaissent lors du sommeil profond et lors d'états méditatifs ou inconscients.
Je sais, ça fait beaucoup pour frimer pendant une soirée, mais attends, le plus dingue arrive.
Plus les ondes cérébrales sont lentes et plus tu ressentiras de la satisfaction et un sentiment de détente, et plus ton esprit sera calme et apaisé.
On sait grâce aux travaux du professeur de psychologie Richard Davidson (qui n'a besoin de personne… oui elle est lourde celle-là), qui est un pionnier dans l'étude de la médecine corps-esprit, que le cortex préfrontal gauche s'activait

lorsque les moines bouddhistes tibétains entraient en état de profonde méditation.
Et pourquoi cette info est hyper intéressante, tout simplement parce que le cortex préfrontal est la partie de ton cerveau responsable des sentiments de bonheur et de joie.
Ce qui a également été observé, ce sont des interactions entre le cortex préfrontal et l'amygdale, non pas celles qu'on t'a enlevées. L'amygdale, c'est une partie de ton cerveau qui est le siège du traitement de la mémoire et des émotions.

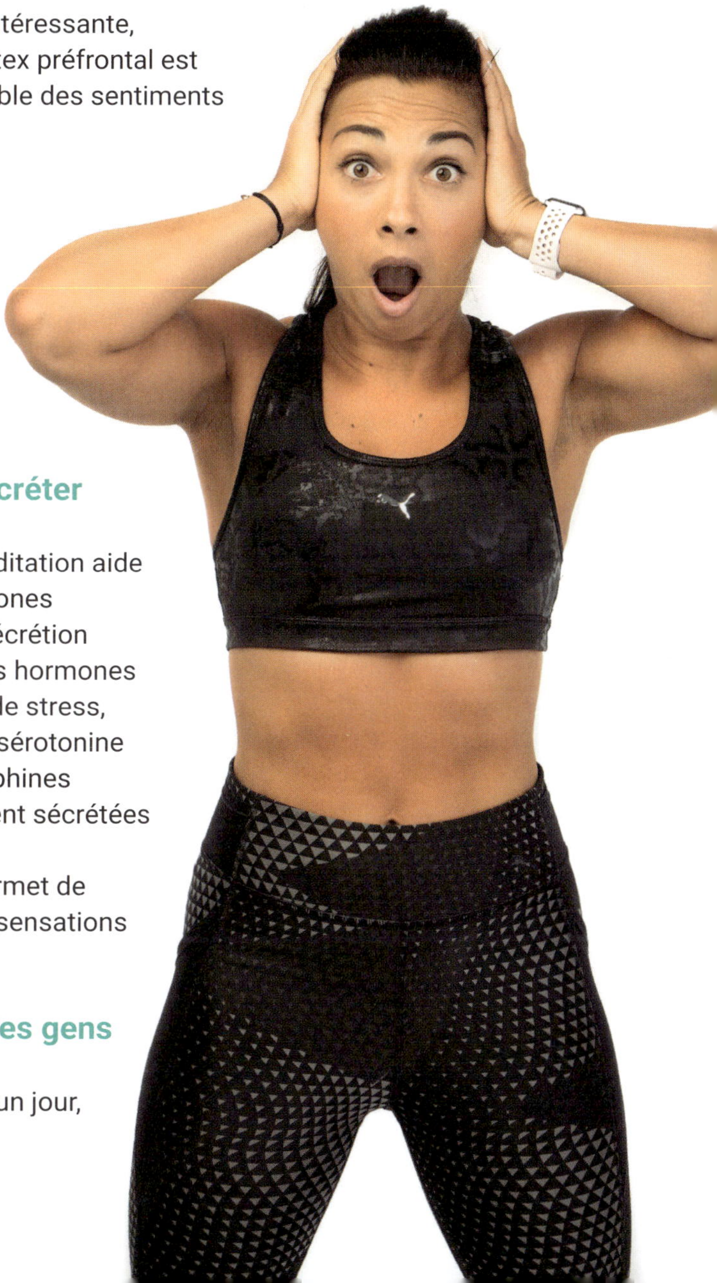

La méditation permet de sécréter de la sérotonine

Il a aussi été démontré que la méditation aide à équilibrer les sécrétions d'hormones du cerveau. Cela va diminuer la sécrétion de noradrénaline et de cortisol, les hormones qui nous mettent dans des états de stress, tout en favorisant la sécrétion de sérotonine (hormone du bonheur) et d'endorphines que tu connais sans doute, souvent sécrétées durant l'activité physique.
La sécrétion de ces hormones permet de réduire la douleur et de créer des sensations et des sentiments très agréables.

Plus de matière grise chez les gens qui méditent

Encore plus fou (je vais m'arrêter un jour,

mais tu dois vraiment savoir ça), des changements physiologiques ont été observés dans le cerveau quand on médite. Une équipe de recherche dirigée par Eileen Luders en 2009 à l'Université de Californie de Los Angeles (on s'en fout de l'endroit en vrai, mais je trouve ça tellement classe à dire…) a découvert que les méditants de longue date avaient un cerveau plus gros et qui fonctionne mieux que celui des non-pratiquants (est-ce que tu penses à la même chose que moi ? des séances obligatoires pour les participants de télé/réalité… non ?). Ce qu'en a conclu la chercheuse, c'est que les méditants avaient plus de matière grise dans les régions du cerveau concernées par l'attention et la gestion des émotions.
Eileen a déclaré (oui, c'est une intime, on a mangé des cheesecakes à Venice beach ensemble #mytho) « Nous savons que les gens qui méditent régulièrement ont une capacité particulière à cultiver des émotions positives, à conserver une stabilité émotionnelle et à réagir avec plus de conscience. »
C'est pas trop stylé ça ??? Non ? Ok tu l'auras voulu…

La méditation modifie l'anatomie du cerveau

En 2011, une équipe dirigée par Sara Lazar, à la Harvard Medical School (ça aussi trop classe à dire…) a découvert que l'épaisseur de certaines parties du cerveau augmente, non seulement chez les machines de guerre de la méditation que sont les moines tibétains, mais aussi chez les méditants ordinaires, et donc toi qui lit ce livre.
Des personnes de professions et d'horizons divers devaient méditer pendant 40 minutes par jour pendant 8 semaines. Les chercheurs ont observé une augmentation de l'hippocampe (partie du cerveau associée à la mémoire, à l'apprentissage,et à la gestion des émotions) ainsi que des zones cérébrales impliquées dans la conscience de soi, la compassion et l'introspection.
Cette étude démontre que la méditation modifie l'anatomie du cerveau, et pas simplement ton humeur. Et il ne s'agit pas d'en faire 40 minutes pour ressentir ses bienfaits, une pratique quotidienne d'une dizaine de minutes minimum ferait son effet.
Les neuroscientifiques ont également démontré les effets de la méditation sur les zones du cerveau liées à la perception, à la conscience du corps,

à la sensation de douleur, à la pensée complexe et à l'estime de soi. Si tu médites, tu bénéficies non seulement de ses nombreux bienfaits mentaux et émotionnels, mais tu augmentes aussi l'immunité de ton organisme face à diverses maladies. *What else?*

Attention au piège de la « pleine conscience de l'instant présent » !
Ok, avant d'arracher la page du livre avec tes dents, toi qui es adepte de la loi de l'attraction, je t'explique où je veux en venir.
Ces dernières années, on n'a jamais autant parlé de pleine conscience, d'instant présent en montrant l'importance de ceux-ci… Qu'en gros sans ça c'est l'équivalent de ne pas avoir de Rolex à 50 ans, tu as raté ta vie…
Je suis bien d'accord sur le fait que d'être ancré dans l'instant présent, et le vivre en pleine conscience est essentiel, mais en revanche cela devient inutile sans une vision du futur…
Je peux complètement faire un excès de vitesse à 200 km/h sur l'autoroute en étant ancré dans l'instant présent et en profitant en pleine conscience de ces sensations parce que j'aime la vitesse… Mais en fait, là, c'est un exemple de pleine conscience de l'instant présent sans vision du futur, et principalement des conséquences du futur.
Prenons le même exemple avec l'alimentation, je peux manger des burgers en pleine conscience en étant ancrée dans l'instant présent chaque jour…
Et ce genre de choses arrive vraiment parce que clairement la notion de futur n'a pas été greffée à cette notion d'instant présent.

DONC, L'INSTANT PRÉSENT N'A DE L'INTÉRÊT QU'AVEC UNE VISION DU FUTUR.

Pourquoi je te dis ça ? Tout simplement parce que tu peux rajouter cette dimension d'intention derrière ta méditation de pleine conscience.
Pose une intention, ou des intentions, de ce pour quoi tu le fais sur ce que ça peut

t'apporter dans tous les domaines de la vie, et non seulement ça t'aidera à te tenir à cette routine, mais en plus, tu pourras en vivre tous les bienfaits.

MES CONSEILS POUR DEVENIR UNE MACHINE DE GUERRE DE LA MÉDITATION

Il existe de nombreuses applis super bien faites pour la méditation (evolum, petit bambou, calm, 7mind…).
Ainsi que de nombreuses méditations guidées sur Youtube selon également ce que tu recherches (focus, stress, anxiété, sommeil…).

Je te conseille de méditer soit au réveil soit avant de te coucher ou bien les deux, ce sont des moments où normalement tu ne vas pas faire face à un imprévu t'empêchant de méditer tranquillement (oui je sais, je n'ai pas d'enfants…). Tu peux te réveiller quelques minutes plus tôt pour méditer (et je t'assure que ça en vaut la peine, mais tu sais quoi ? Ne m'écoute pas, je préfère que tu testes par toi-même). J'aime beaucoup aussi utiliser des méditations pour le sommeil avant de m'endormir, je trouve ça très puissant.

2 relaxations neuro-hypnotiques incroyables.

LA COHÉRENCE CARDIAQUE

C'est une technique de respiration permettant de réguler le rythme cardiaque en cas de stress et de situations de fortes émotions. Le but des exercices respiratoires est de réguler la variabilité de la fréquence cardiaque, c'est-à-dire l'intervalle de temps séparant les battements du cœur pour envoyer un message de calme et d'apaisement au cerveau.

En voici une merveilleuse astuce à inclure dans ton quotidien pour faire diminuer ton stress et ton anxiété de façon instantanée.
Tu vas encore pouvoir crâner en soirée avec tout ce que tu vas lire.
Notre cœur est doté d'une véritable intelligence avec la présence de 40 000 neurones, donc il n'est pas un simple organe qui a pour fonction de pomper, il a aussi de vraie fonctions neurologiques.

NOTRE SYSTÈME NERVEUX

Notre système nerveux est partagé en deux : le système nerveux sympathique et le système nerveux parasympathique.

Le système nerveux sympathique

L'activation de celui-ci prépare l'organisme à l'action. En réponse à un stress, il orchestre la réponse dite de combat ou de fuite (« fight or flight ») qui entraîne une dilatation des bronches, une accélération de l'activité cardiaque et respiratoire, une augmentation de la tension artérielle, une dilatation des pupilles, une augmentation de la transpiration, une diminution de l'activité digestive.
Le système nerveux sympathique va stimuler la production d'adrénaline et de cortisol qui sont connus comme étant des hormones de stress.

Le système nerveux parasympathique

À l'inverse du système nerveux sympathique, l'activation de celui-ci correspond au calme et à la relaxation. Il induit un ralentissement général des fonctions de l'organisme. Le rythme cardiaque et l'activité respiratoire sont ralentis et la tension

artérielle diminuée. Le système nerveux parasympathique va stimuler des neurotransmetteurs tels que : la sérotonine (liée au bonheur), l'acétylcholine (impliquée dans la mémoire et l'apprentissage), la DHEA (hormone surrénale réputée pour ralentir le vieillissement).
Une bonne santé représente l'équilibre entre le sympathique et le parasympathique.
À travers notre respiration, nous pouvons stimuler ces deux systèmes : l'inspiration stimule le sympathique, l'expiration stimule le parasympathique.

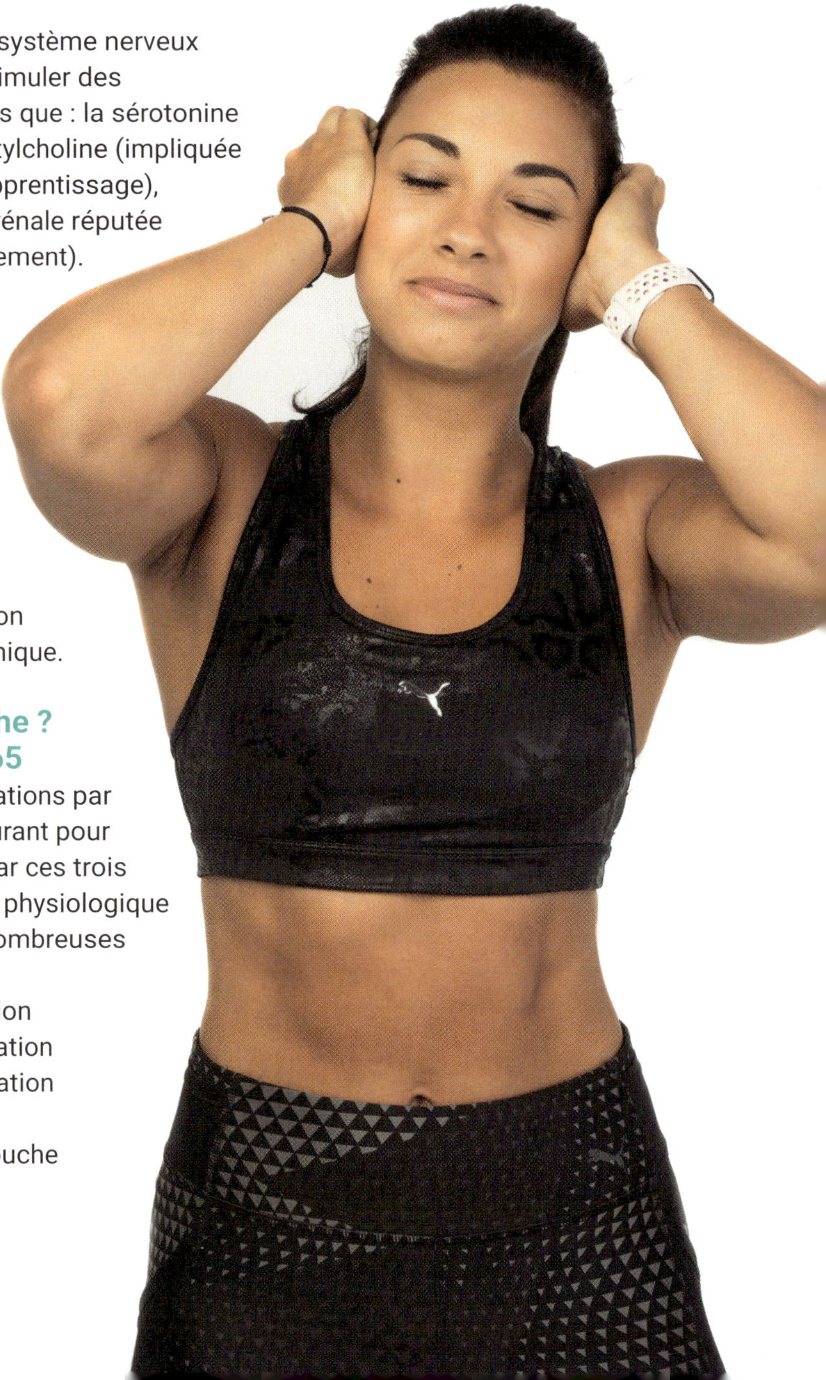

Comment ça marche ? La technique du 365

3 fois par jour, 6 respirations par minute et 5 minutes durant pour obtenir des résultats car ces trois chiffres ont une raison physiologique et sont basés sur de nombreuses études.
5 secondes à l'inspiration et 5 secondes à l'expiration en adoptant une inspiration abdominale par le nez et en expirant par la bouche comme si on soufflait.

Je te conseille d'imaginer que lorsque tu inspires,
l'air rentre par ton cœur et lorsque tu expires, il sort par ton estomac, cela va te permettre d'y rajouter une conscience organique encore plus intéressante.
La posture : de préférence en position assise, le dos droit.

Effets immédiats :
- augmentation de l'amplitude de la variabilité cardiaque ;
- baisse du cortisol et de l'adrénaline ;
- apaisement.

Effets sur une moyenne de quatre heures :
- baisse du cortisol, la principale hormone de défense sécrétée pendant un stress ;
- augmentation de la DHEA, hormone de jouvence qui ralentit le vieillissement ;
- meilleures défenses immunitaires ;
- augmentation de l'ocytocine, neurotransmetteur qui favorise l'attachement (aussi appelée « hormone de l'amour ») ;
- augmentation des ondes alpha qui favorisent la mémoire, l'apprentissage mais aussi la communication et la coordination ;
- augmentation des hormones de plaisir et de bonheur (dopamine, sérotonine...) ;
- diminution du risque de dépressions.

Effets à long terme (au bout d'une dizaine de jours) :
- diminution de l'hypertension artérielle ;
- diminution du risque cardiovasculaire ;
- régulation du taux de sucre ;
- meilleure récupération ;
- amélioration de la concentration et de la mémorisation ;
- diminution des troubles de l'attention et de l'hyperactivité ;
- meilleure tolérance à la douleur ;
- amélioration des maladies inflammatoires.

DIMINUER TON STRESS INSTANTANÉMENT

AVEC LA COHÉRENCE CARDIAQUE

5 MINUTES - 6 RESPIRATIONS/MINUTE

5 SECONDES D'INSPIRATIONS / 5 SECONDES D'EXPIRATIONS

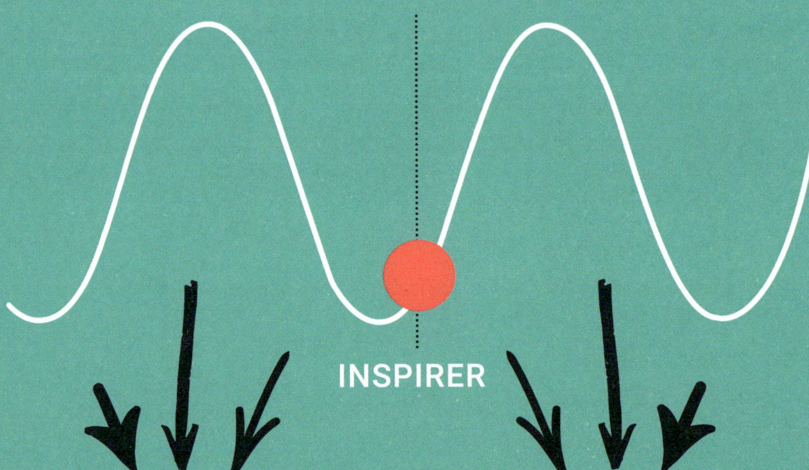

BAISSE DU CORTISOL / DIMINUTION DE L'HYPERTENSION ARTÉRIELLE / RÉGULATION DE L'APPÉTIT / DIMINUTION DU RISQUE CARDIOVASCULAIRE...

LE BONUS NON NÉGLIGEABLE : Sais-tu par où le gras « s'en va » lors d'une perte de gras ? Oui par les selles, les urines et un peu la transpiration... Mais 84 % part à travers ta respiration. Du calme ! Ça ne sert à rien d'inspirer et d'expirer de toutes tes forces comme un phacochère, à part un malaise, tu ne vas rien obtenir... C'était une fois de plus pour te montrer l'importance de ta respiration.

L'ACTIVITÉ PHYSIQUE

Bien évidemment, l'activité physique est un outil remarquable pour faire diminuer stress et anxiété. Il n'est pas nécessaire de cracher ses poumons dans une salle de sport 4 heures par jour. Le simple fait de faire une marche en pleine nature de préférence peut clairement faire la différence, en termes de stress mais également sur ta santé de manière générale. Penses-y les jours où tu manques de motivation à faire du sport, tu peux sortir simplement marcher, c'est déjà très bien.

ALLÉGER TA CHARGE MENTALE

Notre quotidien est rempli d'informations, de notifications. Ajoute à cela nos pensées qui sont d'environ 2 000 conscientes par minute, et inconscientes, de 4 milliards par minute. Tout cela va surcharger ton esprit, ton mental, t'épuiser, provoquer stress et anxiété, t'empêcher de faire preuve de productivité, de créativité, de bonne humeur, d'énergie.

Il est donc essentiel grâce à de petits ajustements dans ton quotidien d'alléger cette charge mentale.

Noter

Note absolument tout ce que tu as en tête même et surtout les fameuses choses dont tu te dis « mais non, je n'oublierai pas » parce que ça reste quand même dans un coin de ta tête et ça prend de la place dans ton disque dur.

Notifications OFF

Notre *smartphone* nous alerte sans cesse tout au long de la journée *via* des notifications, je te conseille de désactiver toutes tes applis et de garder messages et appels, même si cela engendre une charge mentale supplémentaire. Lorsque tu veux être focus sur une tâche, je te recommande de ne pas avoir ton téléphone sous les yeux ou de le mettre en mode avion. Le simple fait qu'il soit en vue (même en silencieux ou mode avion) réduit la concentration, par habitude de recevoir une notification ou d'avoir peur de rater un post Instagram…

Arrosage automatique

Mets en arrosage automatique les choses qui comptent pour toi mais dont tu aimerais te décharger mentalement.
Exemple (roulement de tambour) tes séances de sport. Ça compte pour toi, c'est important, tu as besoin de régularité. Mais tout de même, cela engendre une charge mentale importante « Qu'est-ce que je vais faire comme mouvement ? », « Est-ce que je vais à la salle ? », « Est-ce que vraiment je fais les choses bien ? », « À quelle heure je vais y aller ? », « J'ai la flemme aujourd'hui… » La meilleure façon de mettre ça en arrosage automatique, c'est de prendre un coach !
Parce que c'est le coach qui va s'occuper de tout ça, et tu ne rateras pas ta séance parce que quand le coach tape à la porte on lui ouvre et on n'annule pas la séance, on ne se laisse pas le choix et c'est une bonne décision.

Une décision n'est pas source de négociation.

UNE ALIMENTATION « NON STRESSANTE »

Qu'est-ce que j'entends par là ? Une alimentation peut représenter un stress dans notre organisme si par exemple elle est de mauvaise qualité avec une majorité d'aliments industriels transformés. Et également lorsque celle-ci est drastique… Drastique en calories donc peu d'énergie, et aussi drastique en diabolisant certaines catégories d'aliments qui vont engendrer des carences.

RIRE

Amélioration du système immunitaire, meilleure longévité, diminution du risque de dépression et d'anxiété, amélioration de l'humeur, diminution de la douleur, aide à se libérer de la colère, augmentation d'hormones liées au bonheur et au bien-être… Le rire est une médecine forte ! Il rassemble, procure joie et bonheur. Il déclenche des changements physiques et émotionnels qui ont des vertus uniques pour ta

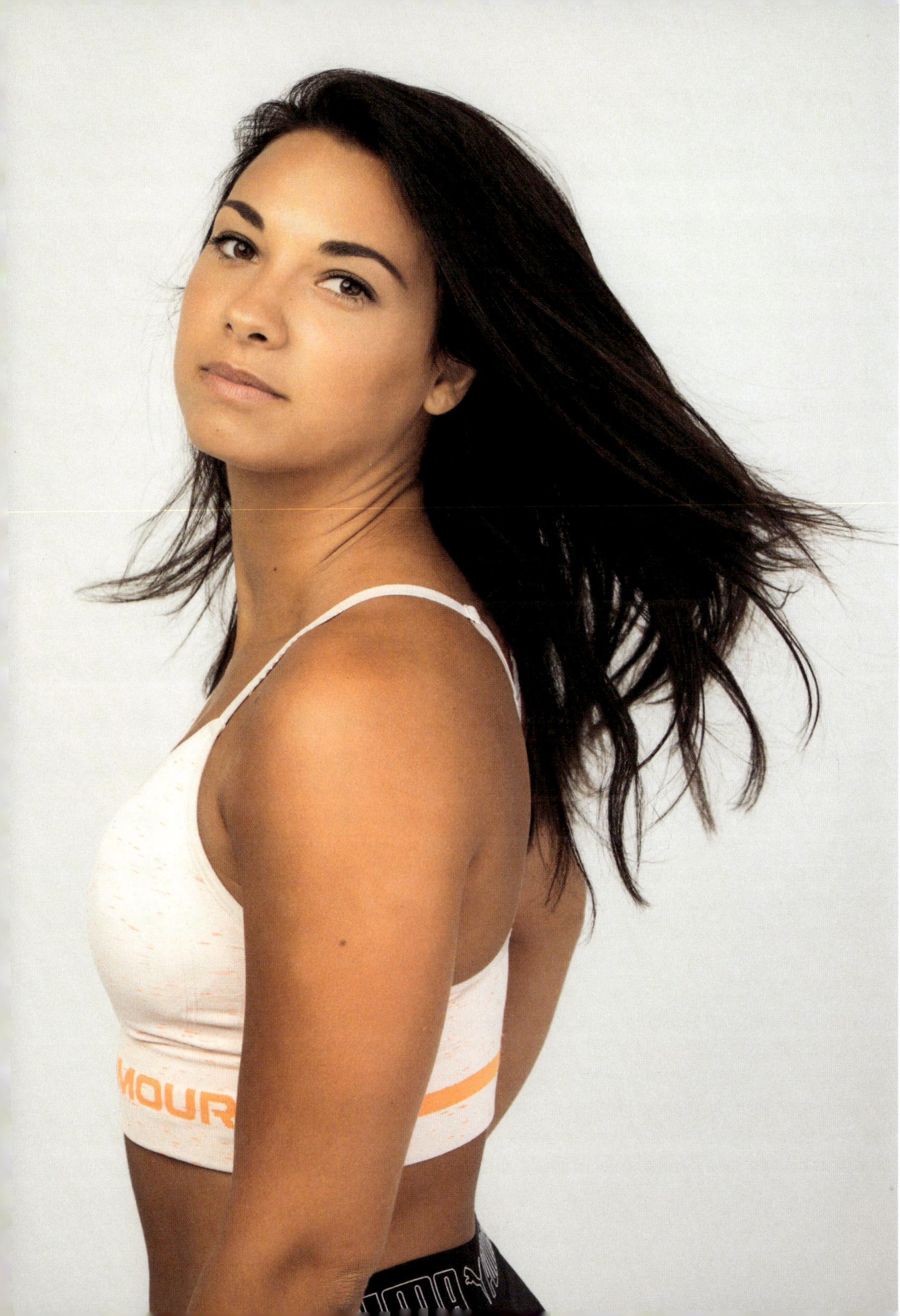

santé. Rien ne fonctionne de manière plus fiable et aussi rapide pour amener ton corps et ton esprit à l'équilibre qu'un bon rire ! L'humour va totalement alléger ta charge mentale. La capacité à rire souvent et facilement est une ressource puissante pour surmonter certaines épreuves. Cela ne veut pas dire que tu dois te mettre à rire lorsque quelque chose de pas cool t'arrive, mais cela veut juste dire que ça t'aidera à la surmonter plus facilement. En plus, c'est gratuit ! et facile d'utilisation, d'ailleurs je m'engage personnellement à te faire rire au quotidien sur mon compte Instagram et je pense que depuis le début de ce livre, tu as ri au moins une fois... (j'espère).

Souviens-toi lorsque tu étais enfant tu riais absolument de tout et tu ne te posais pas de questions, et tu riais même des centaines de fois par jour. Si je te disais maintenant qu'il est tout à fait possible de réintégrer le rire comme lorsque tu étais enfant dans ton quotidien. Tout simplement en te créant des occasions, tu sais ce qui te fait rire, tu sais qui te fait rire. Pourquoi ne pas t'octroyer chaque jour quelques minutes à regarder des vidéos des choses qui te font rire, à parler avec la personne qui te fait rire, ou tout simplement faire rire quelqu'un !
Autorise-toi à rire de toi, l'autodérision est quelque chose dont je ne peux me passer, je ne me prends jamais au sérieux et ça ne m'empêche pas de faire les choses sérieusement. La meilleure façon de faire les choses sérieusement, c'est de ne pas se prendre au sérieux.
Et bonus non négligeable, le rire brûle des calories ! Bon, calme-toi quand même, c'est pas énorme non plus, mais c'est bien de le souligner.
Le mantra à retenir d'une personne que j'admire énormément et qui m'inspire beaucoup : « Une journée sans rire est une journée de perdue » Charlie Chaplin.

LE SOMMEIL

Il joue un rôle primordial à notre équilibre mental et physiologique. Ses bienfaits sont multiples et sa qualité indispensable, avant de s'intéresser à comment l'améliorer, je vais te montrer POURQUOI l'améliorer.
Pour cela parlons rythme circadien (encore un terme avec lequel tu vas te la ramener).
Il s'agit en fait du rythme journalier de notre activité biologique.

Et l’activité biologique suivant le plus la logique du cycle circadien c’est… (roulement de ton tambour) TON SOMMEIL !
Ton corps est en quelque sorte doté d’une horloge interne qui déciderait quand activer l’ensemble de tes systèmes.

Tu as une partie de ton cerveau qui porte un nom super sexy qui est le noyau suprachasmatique (NSC), oui j’avoue que celui-là il est plus difficile à sortir en soirée… Cette partie a des oscillateurs moléculaires intégrés qui fonctionnent comme un *pacemaker*, c’est pour cela qu’il est représenté comme étant notre horloge biologique. Le NSC va interagir avec tous les principaux systèmes de ton corps, même la production d’hormones et l’activité du système nerveux central qui comprend l’encéphale et la moelle épinière. L’encéphale contrôle la plupart des fonctions du corps, dont la perception, les mouvements, les sensations, les pensées, la parole et la mémoire. La moelle épinière se rattache à l’encéphale au niveau du tronc cérébral et est protégée par les vertèbres, qui forment la colonne vertébrale. Les nerfs émergent de la moelle épinière pour innerver les deux côtés du corps. La moelle épinière fait circuler les signaux nerveux, leur permettant d’aller et venir entre l’encéphale et les nerfs du reste du corps.

Tu constateras que selon les moments de la journée, ton corps est préparé à différents types d’activité.

Quand ton biorythme et ton rythme quotidien sont désynchronisés, ton corps cesse de fonctionner de manière optimale. Ainsi que tous les aspects néfastes qui peuvent en découler, comme la diminution du métabolisme, l’augmentation du cortisol (hormone du stress), diminution de production d’hormones anaboliques (ex. : croissance), récupération ralentie et moins optimale, augmentation de la sensation de faim, diminution des performances cognitives, ainsi que des troubles de l’humeur… Enfin, que de bonnes choses !

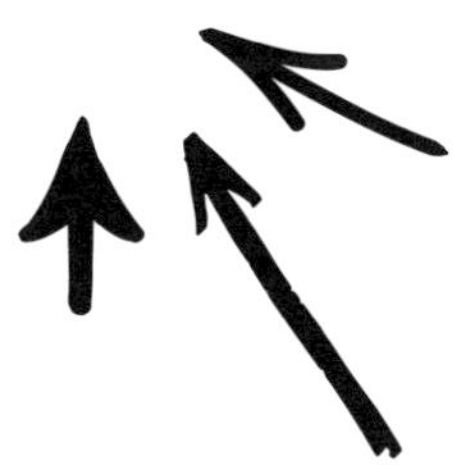

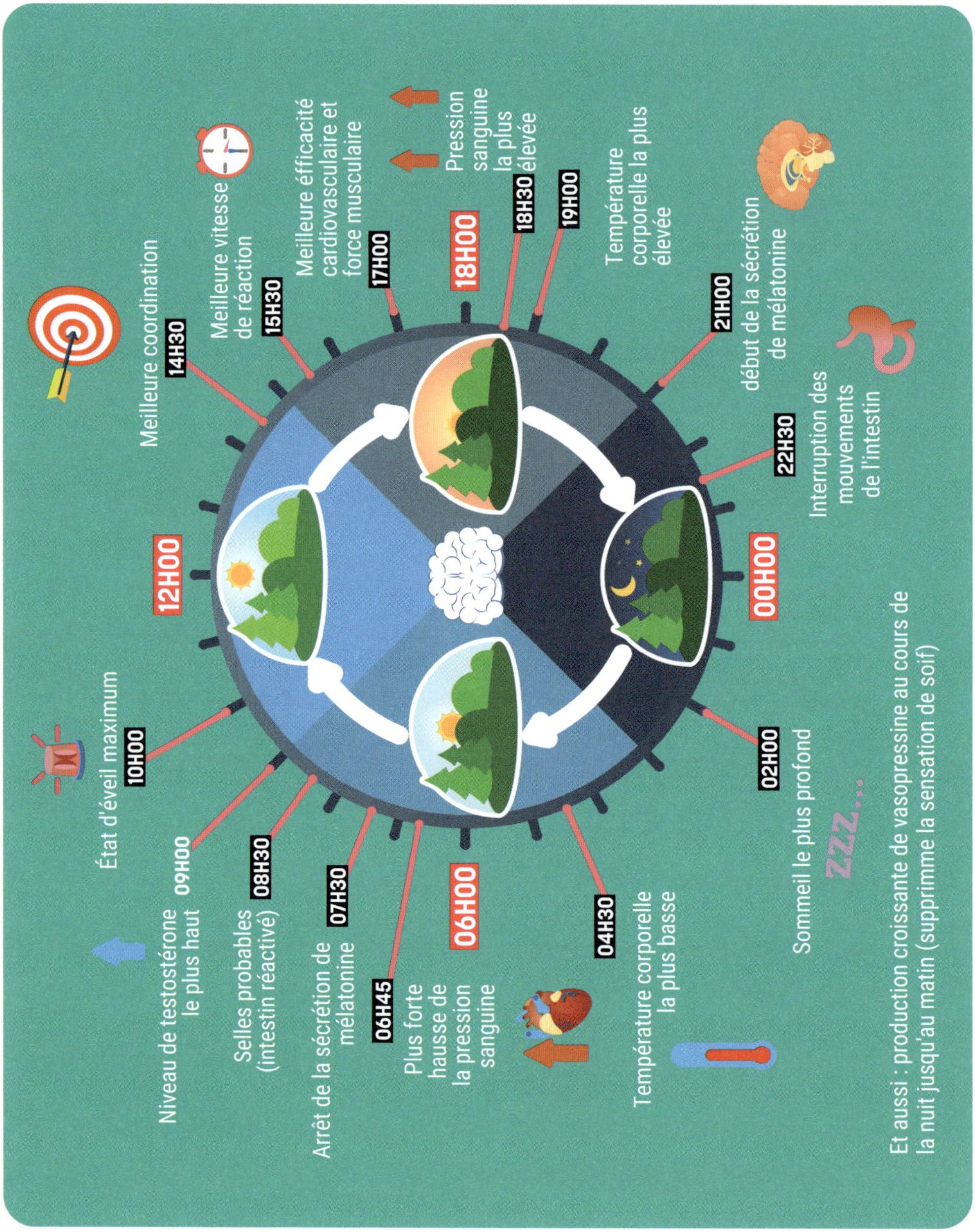

D'où l'intérêt de s'intéresser à ton biorythme et indéniablement à la qualité de ton sommeil.

10 CONSEILS POUR AMÉLIORER TON SOMMEIL

1. PRATIQUER UNE ACTIVITÉ PHYSIQUE

Pratiquer une activité physique régulière ou simplement être actif au quotidien améliore considérablement la qualité du sommeil. À noter tout de même que l'entraînement de sport en soirée empêche certaines personnes de s'endormir tôt.

2. LA RÉGULARITÉ

Idéalement pour que ton biorythme soit bien réglé et qu'il n'engendre pas de désagréments en termes de santé et de sommeil, il faudrait respecter la régularité de tes heures d'entraînement de sport, de repas et de coucher au quotidien. C'est-à-dire que chaque jour tu vas faire au mieux pour t'entraîner aux mêmes heures, manger aux mêmes heures, et te coucher à la même heure. Alors oui, c'est OK il y a certains jours ça ne sera pas le cas et heureusement TU AS UNE VIE BON SANG ! Mais pour la majorité des jours de la semaine, efforce-toi que ces heures soient régulières ou que le décalage ne dépasse pas 1 h 30 à 2 h par rapport à la veille.

3. EXPOSITION QUOTIDIENNE À LA LUMIÈRE DU SOLEIL (OU AU MOINS DU JOUR… JE PENSE À VOUS LES BRETONS, LES NORMANDS, ET TOUS LES AUTRES… JE VOUS AIME)

La lumière du jour est l'un des marqueurs temporels les plus importants pour ton organisme.
La dépression hivernale qui dure toute l'année dans le Nord (oh ça va, qui aime bien châtie bien) n'est pas un hasard, elle est tout simplement due à un manque d'exposition aux rayons du soleil. Idéalement, cette exposition à la lumière du soleil devrait se faire dans les premières heures suivant le réveil.

4. ÉVITER L'EXPOSITION À LA LUMIÈRE BLEUE 1 H 30 À 2 H AVANT LE COUCHER

Netflix, « scroller » sur Instagram, Tiktok ou je ne sais quoi encore juste avant de dormir est une plaie pour ton sommeil et je sais combien il est difficile de se séparer de cette habitude et pourtant elle est extrêmement puissante pour la qualité de ton sommeil. La lumière bleue que représentent tous nos écrans envoie un message à notre cerveau qui est de rester actif, l'empêchant de produire de la mélatonine (hormone du sommeil). La lumière a une véritable influence sur quasiment tous les systèmes de notre corps.

5. OBSCURITÉ TOTALE

Pour favoriser une détente optimale et permettre à ton corps de produire de la mélatonine et bénéficier d'un sommeil qualitatif, une obscurité totale dans ta chambre est idéale. Même la petite veilleuse de tes appareils peut faire diminuer la qualité de ton sommeil. Bien que le mieux serait de ne pas avoir d'appareil électronique dans ta chambre. Sinon tu peux utiliser un bandeau de nuit.

6. TEMPÉRATURE DE LA CHAMBRE

Que ce soit le froid ou la chaleur, cela va directement impacter ton sommeil et sa qualité. La température optimale d'une chambre est de 19 °C.

7. INSONORISATION

Tout comme l'obscurité, avoir une chambre bien insonorisée va favoriser la qualité du sommeil. Même certains bruits ambiants auxquels tu as l'impression d'être habitué, et que tu dirais qu'ils te bercent peuvent faire diminuer la qualité du sommeil. Si tu ne peux pas insonoriser pour diverses raisons, tu peux utiliser des bouchons d'oreilles.

8. ÉVITER LA CAFÉINE DANS LES 6 À 10 H AVANT LE COUCHER

La caféine a des atouts en termes de santé, et tout est une fois encore une question de quantité pour bénéficier de ses bienfaits. En revanche, la caféine aura une influence directe sur ton endormissement et ton sommeil, donc mieux vaut stopper sa consommation dans les 6 à 10 heures avant le coucher.

9. MÉDITATION / COHÉRENCE CARDIAQUE

Je ne te les présente plus. Sur Youtube, il y a des tas de méditations guidées spécialisées dans le sommeil qui sont ultra-puissantes et efficaces. Encore plus simple à mettre en place, la cohérence cardiaque qui aura des effets immédiats.

10. LE REPAS DU SOIR

Dans la croyance populaire, manger léger le soir est d'une logique implacable, et pourtant... Comme je te l'ai précisé au début de ce livre, lorsque tu dors, tu n'es pas mort et ton corps taffe énormément la nuit et a besoin d'énergie. Privilégier un apport en glucides est finalement un bon choix et favorise l'endormissement. Il sera utilisé pour ta récupération, et non ça ne sera pas stocké sous forme de gras.

ESTIME DE SOI ET POIDS

Pourtant indispensable à notre équilibre psychologique mais aussi physique, l'estime de soi est une chose **qu'aucun régime et programme sportif ou méthode de perte de poids ne t'enseigne.**
« Je m'aimerai quand j'aurai 5 kilos de moins. »
« Je serai heureuse quand mes cuisses seront plus fines. »

Est-ce que tu te vois ne plus aimer ton ou ta meilleure amie parce qu'elle a « 5 kilos de trop… » ?
L'amour de soi, la confiance en soi et l'image de soi (qui sont les trois composantes de l'estime de soi) sont tout sauf un poids, une taille, un tour de taille ou un certain esthétisme, ça n'a rien à voir avec ta performance ou ta réussite. En revanche, elle est indispensable à celle-ci.
La plupart des pertes de poids qui échouent ont des objectifs basés sur le corps, sur l'esthétique… Alors soyons honnêtes, l'activité physique a un avantage esthétique non négligeable et très agréable, mais tu ne peux pas baser ton objectif uniquement sur ça.
Premièrement, tu ne vas pas apprécier le processus, deuxièmement quand bien même tu parviendrais à atteindre cet objectif, tu n'auras plus de raisons de continuer et tu vas abandonner tout ce que tu as mis en place et donc reprendre du poids…

C'est quoi l'estime de soi ?

« On a du succès parce qu'on s'aime, et non l'inverse. »
S'aimer et s'accepter tel que l'on est ne veut pas dire « ne pas changer » si par exemple tu as besoin de perdre du poids, t'aimer et t'accepter aujourd'hui t'y aidera, parce que s'aimer c'est aussi s'autoriser à changer quand c'est nécessaire.
Commençons par définir ce qu'est l'estime de soi en prenant son étymologie (ça aussi, l'étymologie d'un mot en soirée, y a de quoi frimer). Le verbe « estimer » vient du latin *aestimare* qui a une double signification : « déterminer la valeur » et « avoir une opinion ».
L'estime de soi, c'est la façon dont on se perçoit et si ce que l'on perçoit on l'aime ou pas. C'est le respect que l'on a pour nous-même.

L'amour de soi

C'est s'aimer de façon inconditionnelle malgré nos défauts, nos échecs, nos limites parce que nous sommes dignes d'amour et notre amour ne repose pas sur ces facteurs.

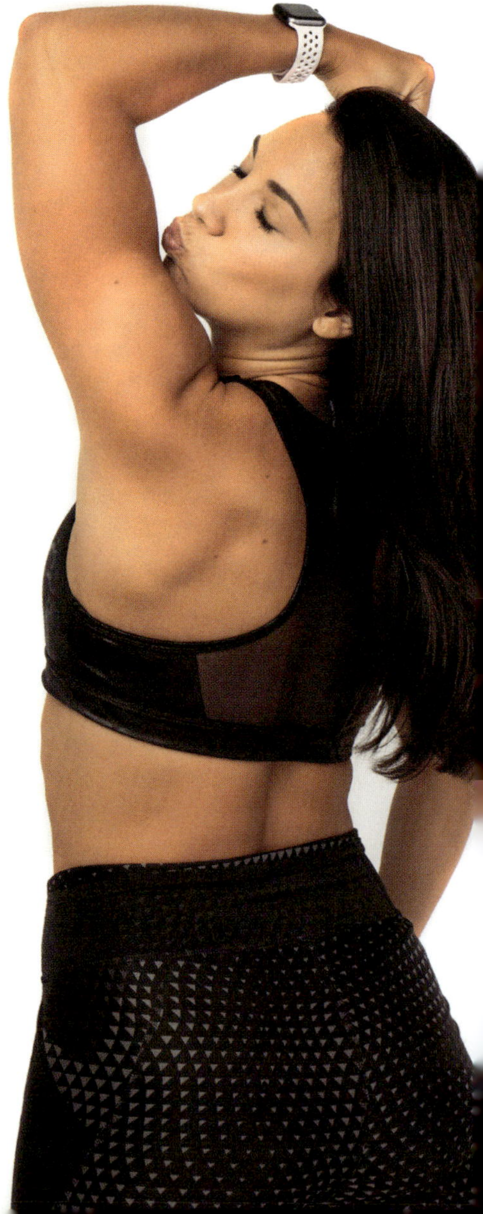

L'image de soi

C'est le regard que l'on porte sur soi, l'évaluation que l'on fait de notre personne, selon nos qualités et nos défauts.

La confiance en soi

C'est plus en rapport avec l'action, c'est se sentir et penser que l'on est capable d'agir de manière appropriée dans n'importe quelle situation et principalement celles qui sont importantes à nos yeux.

C'est quoi nos valeurs ?

Pour développer son estime de soi, il est essentiel de se connaître, et malgré toutes les années que tu as pu déjà passer avec toi-même, tu ne te connais peut-être pas. Par exemple, il est important de connaître ses besoins et ses valeurs, qui au passage changent au cours d'une vie. Pour cela, voici ce que tu peux faire, tu vas prendre chacun de tes domaines de vie (couple, famille, travail, développement personnel) et pour chacun d'entre eux tu vas répondre aux questions suivantes :

- Quels sont mes besoins ?
- Qu'est-ce qui me manque ?
- Qu'est-ce qui me met en joie ?
- Qu'est-ce qui me met en colère ?

Pour tes valeurs, voici quelques questions à te poser :
• Quels sont les traits de caractère que tu aimerais transmettre à tes enfants.
• Quelles sont les deux choses les plus importantes de ta vie ?
• Qui sont les deux personnes les plus importantes de ta vie ?
• Décris en un mot chacune des deux choses les plus importantes de ta vie et fais de même pour les deux personnes les plus importantes de ta vie.
• Quel est LE mot que tu utiliserais pour te définir ?
• Pense à la personne que tu admires le plus, en un seul mot, dis pourquoi tu l'admires tant ?

Tu remarqueras que dans tes réponses il pourra y avoir des similitudes ou des valeurs qui reviennent. Concernant les besoins, à la question « Qu'est-ce qui te met en joie ? », ce sont souvent des choses en accord avec tes valeurs ; et pour ce qui te met en colère, ce sont des choses qui vont à l'encontre de tes valeurs.
Maintenant que tu te connais un peu plus, il est essentiel de t'accepter et d'être honnête avec toi-même pour développer ton estime de soi, la perfection n'existe pas, la beauté de tout ça, c'est de réussir à être parfaitement imparfait. D'être complètement OK avec nos doutes et nos faiblesses, d'avoir conscience que c'est ce qui fait notre différence et aussi notre atout.
Développer son estime de soi c'est agir, et oui encore et toujours l'action…
J'ai des doutes, c'est normal. J'ai des peurs, c'est normal. Ça ne sera pas parfait, c'est normal. Ce qui n'est pas normal, c'est que tout ça t'empêche d'agir.
Parce que c'est dans l'action que les doutes se dissipent, c'est dans l'action que la peur n'est plus, et c'est dans l'action qu'on s'améliore.
Et pour être dans cette action, il faut savoir faire taire la critique intérieure, ce qui avouons-le n'est vraiment pas une mince affaire.
Qu'est-ce qu'on peut se parler à longueur de journée ! Plus que de se parler, on s'écoute. Plus que de s'écouter, on crée notre réalité. J'avoue m'être déjà dit « ta gueule » à moi-même.
Souviens-toi l'exemple de la balance et de ta pensée « Je suis gros.se » au chapitre 2. « Ton corps suit tes pensées », tout ce que tu mets derrière « je suis » tu le deviens… Tu crées ta réalité par rapport à cette pensée.
Il n'est pas simple de changer ces pensées qui sont en fait des croyances qui nous

limitent, en prendre conscience, c'est déjà une bonne partie du chemin parcourue. Ensuite, on serait tenté de changer nos pensées et de se dire « Tu es parfaitement fit et affûté ! » Ton cerveau n'y croirait pas une seule seconde, du coup toi non plus… En revanche, tu peux au fur et à mesure, chaque jour changer progressivement cette pensée, plutôt comme ça « je m'améliore chaque jour ». Essaye de mettre cette notion de progrès dans tes pensées, et puis cette notion deviendra ta réalité.

Premier exercice

Concernant ta critique intérieure plutôt que vouloir toujours lui dire de se taire, voici ce que je te propose : laisse-la s'exprimer mais en fixant un certain cadre et une limite.
Tu te prends 5 ou 10 minutes grand maximum pour laisser s'exprimer cette critique intérieure, et tu l'écoutes, tu la laisses exister. Et puis tout le reste de la journée, interdiction pour elle de se manifester, tu lui consacres un temps pour ça, elle n'a pas besoin de s'exprimer à d'autres moments. Parce que nous sommes des êtres humains, on finit toujours par s'autocritiquer mais on peut prendre le contrôle en instaurant des règles avec cette critique intérieure, ce qui fait qu'elle pourra s'exprimer mais n'aura pas le dessus, car elle ne représentera que quelques minutes de ton quotidien.
Développer son estime de soi est un travail du quotidien, mais ses bénéfices s'en font ressentir dans tous tes domaines de la vie. Ça en vaut vraiment la peine.

La modélisation

C'est un autre exercice te permettant de développer ton estime de soi, facilement, et te permettant de savoir ce qui te manque pour avoir plus d'estime de soi.

1. Choisis parmi les 3 composantes de l'estime de soi celle sur laquelle tu penses avoir le plus besoin de t'améliorer : confiance en soi, amour de soi, image de soi.

2. Choisis une personne qui pour toi est un modèle en termes de confiance en soi, amour de soi ou image de soi. Cette personne peut être fictive ou non, tu peux la connaître directement ou indirectement, peu importe.

3. Qu'est-ce qui chez cette personne montre qu'elle a… (confiance en elle, une bonne image d'elle, beaucoup d'amour d'elle) ?

4. Qu'est-ce qui est observable chez cette personne ? (Trouve au moins 5 critères.)

5. Classe ces critères par ordre d'importance selon toi.

6. Auto-évalue-toi sur chacun d'entre eux sur une échelle de 1 à 10. (Exemple : la facilité à aller vers les autres pourrait être un critère, je m'évalue à 6/10, 1 étant je suis tétanisée à l'idée d'aller vers les autres et 10 j'ai beaucoup de facilités à aller vers les autres.)

7. Enfin, pour chacun de ces critères : Que peux-tu faire pour passer à la note supérieure ? Quelle est la plus petite action que tu peux poser IMMÉDIATEMENT pour te permettre de passer au *level* supérieur ? Quelle sera la prochaine ?

Tu as ici un maximum de pistes pour gagner au quotidien en estime de soi et ainsi te permettre un équilibre entre santé mentale et physique et éviter l'auto-sabotage de pas mal de pensées.
Si tu veux aller plus loin, tu peux découvrir le programme que j'ai créé pour développer ton estime de soi pour ta santé physique et mentale en scannant le code ci-dessous :

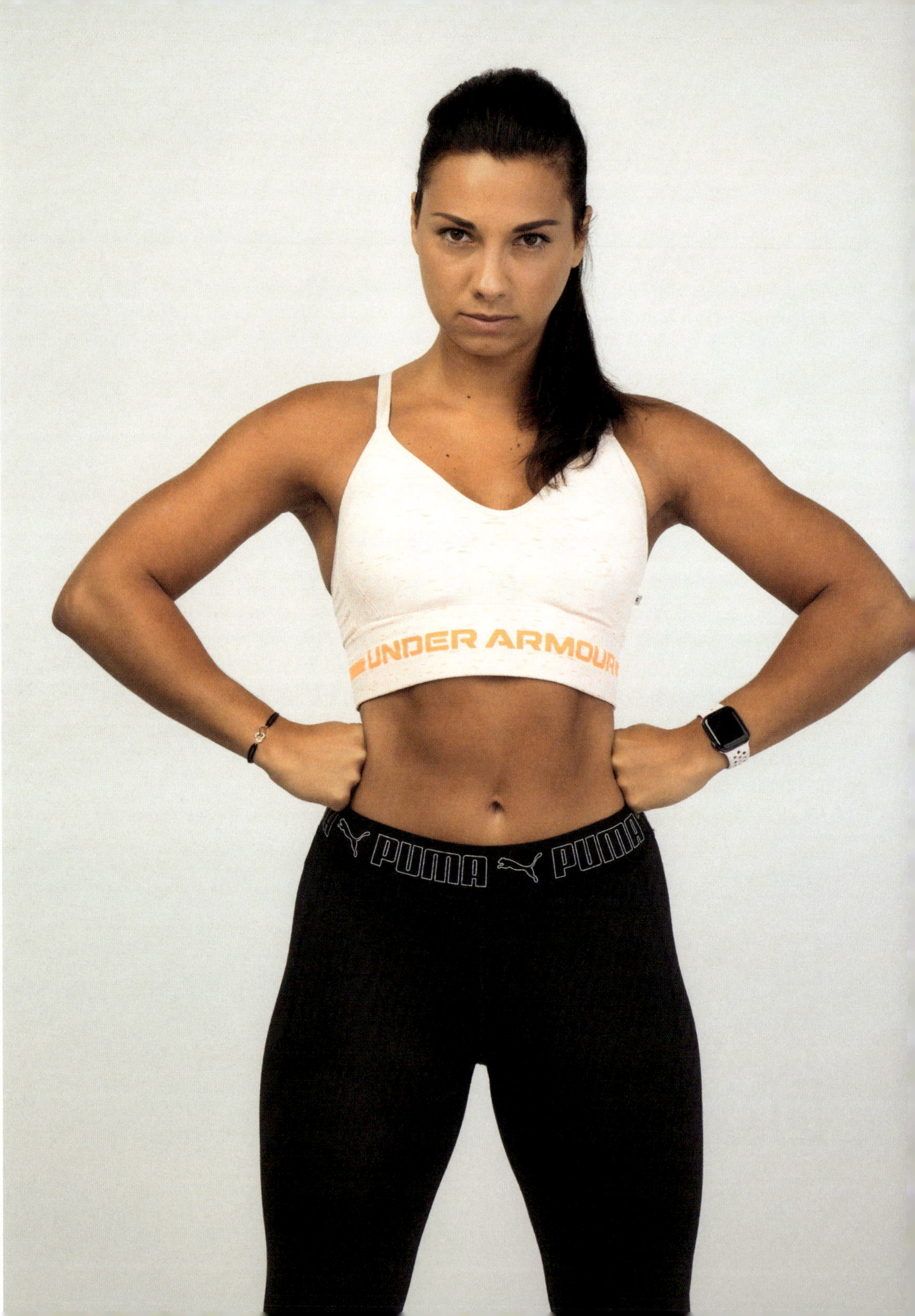
UNDER ARMOUR
PUMA
PUMA

5

MUSCLER SA VOLONTÉ

La phrase « **je n'ai pas de volonté** » est sans aucun doute le plus gros mensonge que tu te racontes à toi-même. Et que l'on s'est déjà tous raconté au moins une fois dans notre vie !
Nous naissons tous avec de la volonté !
La volonté, c'est la faculté de déterminer ses actes en fonction d'un motif rationnel, le pouvoir de faire ou de ne pas faire quelque chose. C'est la disposition de caractère qui porte à prendre des décisions avec fermeté et à les conduire à leur terme sans faiblesses en surmontant tous les obstacles... OK, ça, c'est la définition du Larousse, je vais maintenant te donner ma propre définition selon ce que les neurosciences m'ont appris... Et ça va être beaucoup plus clair que le Larousse parce qu'entre nous... J'ai rien compris, moi.

COMME UN MUSCLE

J'aime voir la volonté comme un muscle, c'est-à-dire que : elle se renforce, elle s'entraîne et elle se repose.
Ces 3 notions sont très importantes pour qu'elle fonctionne de manière optimale.
Tout comme un muscle, si tu ne l'utilises jamais, tu auras peu de forces.
À l'inverse, si tu l'entraînes, la surentraîne sans intégrer cette notion de repos, tu vas également en manquer, parce que c'est une ressource qui s'épuise.
Tu l'auras une fois encore compris, cette notion d'équilibre revient ici.
Le véritable problème, c'est que nous n'avons en vérité pas conscience du nombre de fois où nous l'utilisons dans la journée, ni à quel moment, ni pour quel genre de tâches. Ne serait-ce que lorsque tu prends des décisions toutes simples du quotidien, tu vas utiliser ta force de volonté « Quelle marque de PQ ? », « Quel sous-vêtement je vais mettre aujourd'hui ? », « Quel plat je vais choisir ? », « Quelle série vais-je regarder ? » Toutes ces petites choses requièrent de la volonté. La question est : est-ce vraiment judicieux de mettre sa force de volonté là-dedans ? Est-ce que l'épaisseur de ton PQ compte plus que certains de tes objectifs ? Donc, nous naissons tous avec de la volonté, mais juste réfléchis quelques secondes sur le nombre de décisions que tu prends dans ta journée, si en plus tu tiens compte du nombre de décisions liées à l'alimentation qui représentent plus de 200 décisions par jour, c'est normal qu'après une journée

entière de boulot tu te commandes une pizza en rentrant chez toi... Parce que tu auras complètement épuisé ta jauge de volonté. Comment fonctionne précisément cette volonté : celle-ci regroupe 3 pouvoirs qui constituent la maîtrise de soi, le fameux « self control » comme disent les Ricains !

- le pouvoir « de faire » ;
- le pouvoir « de ne pas faire » ;
- le pouvoir de « vouloir ».

Ces 3 pouvoirs sont extrêmement bien dissociés dans ton cerveau, là où réside la volonté, c'est-à-dire dans ton cortex préfrontal. Dans la partie gauche de ton cortex réside le pouvoir « de faire », à droite le pouvoir « de ne pas faire » et au milieu le pouvoir « de vouloir », et lorsque cette dernière est particulièrement active, ta volonté et ta motivation sont accrues ! Pour avoir une force de volonté dite optimale, il faudrait que ces 3 parties soient structurées et d'accord entre elles (pas comme des partis politiques, quoi). Et c'est là que les choses se compliquent un peu, parce que chaque partie a un peu envie de faire sa vie, et d'en faire qu'à sa tête... Le pouvoir de ne pas faire est plutôt assis sur ton canapé devant une bonne série avec une tenue tout sauf sexy, le pouvoir de faire lui est plutôt du genre « no pain no gain »

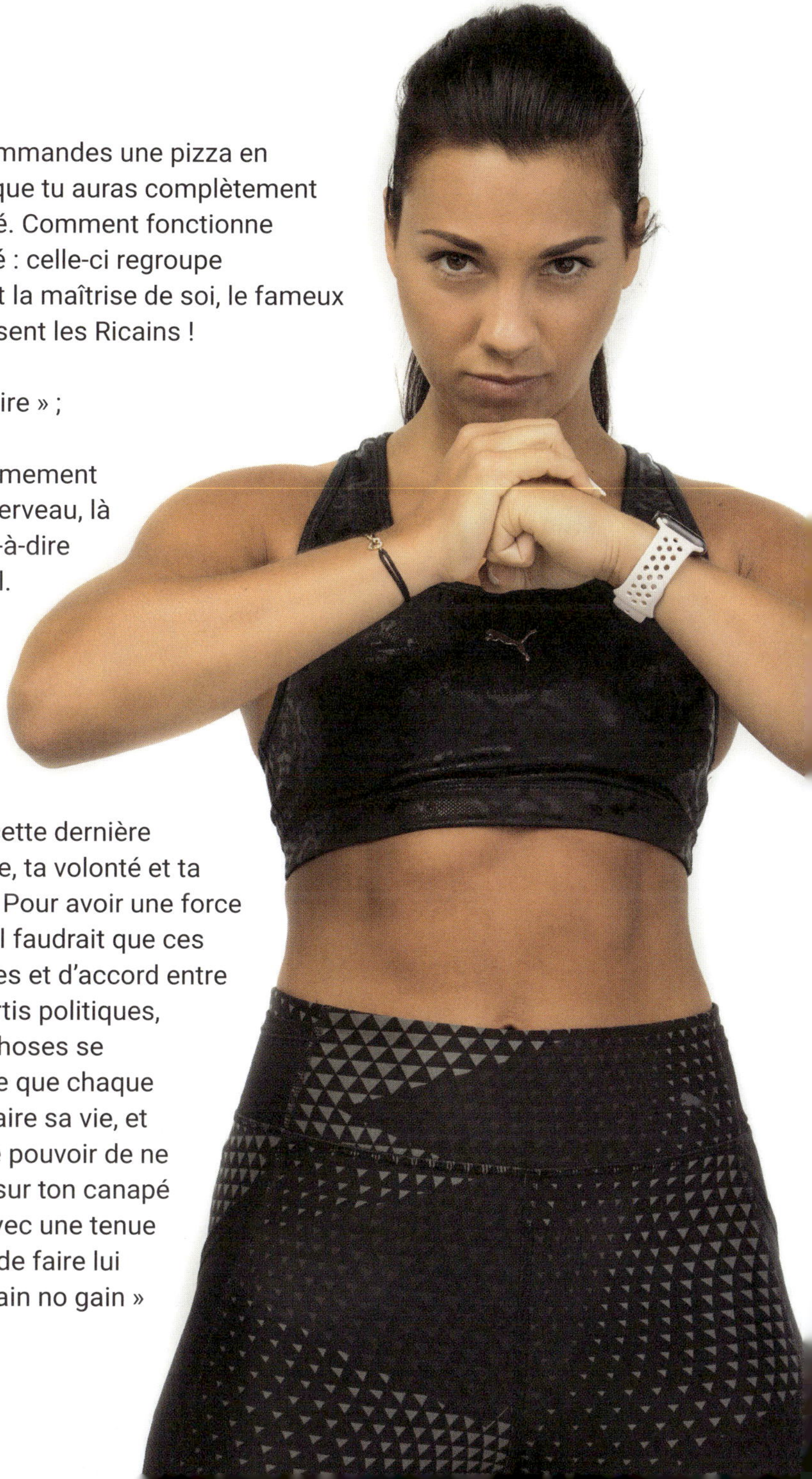

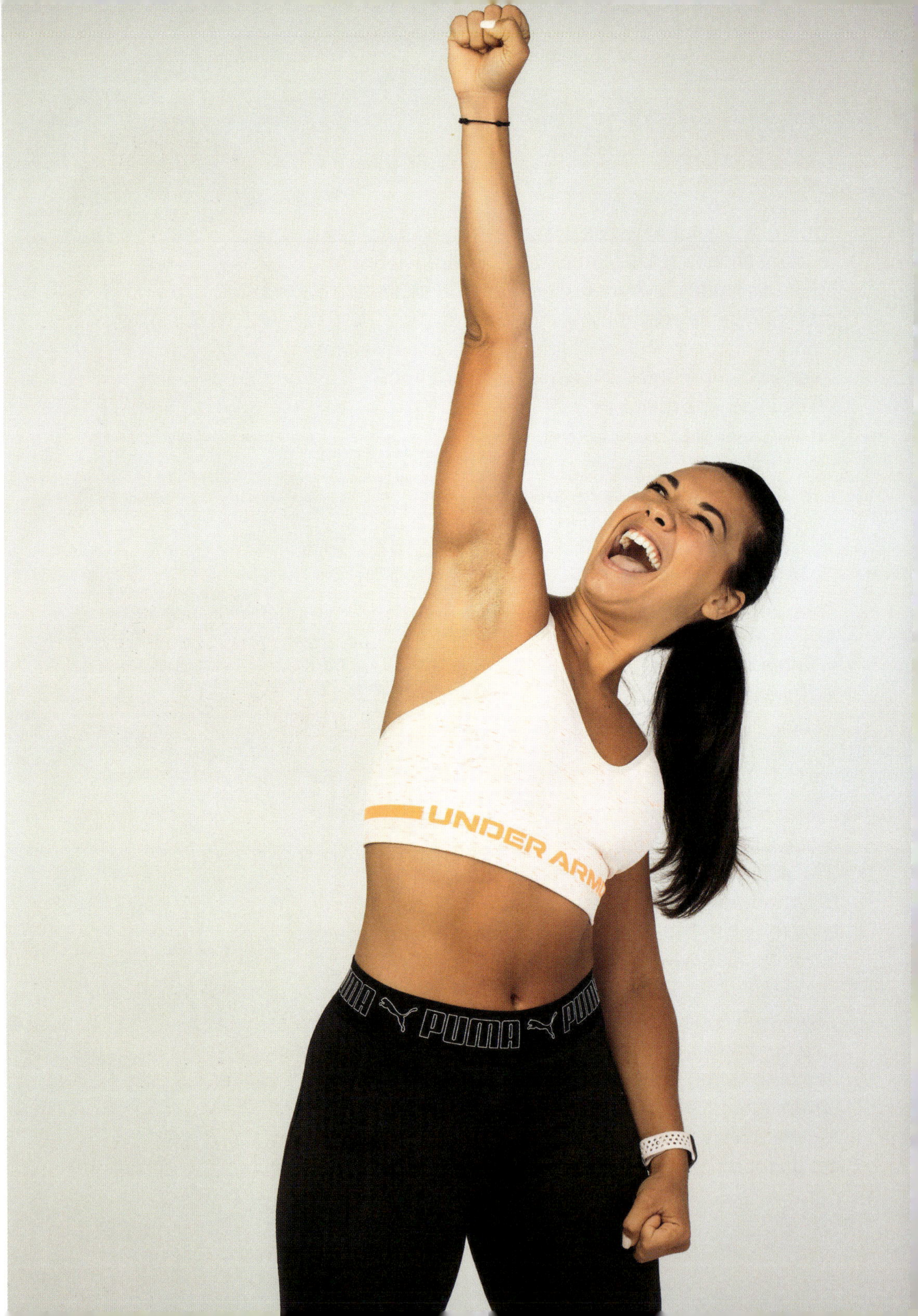
UNDER ARM
PUMA

et le pouvoir de vouloir veut que tu sois une machine de guerre, le summer body et une santé de fer.
Afin de mettre ces 3 pouvoirs d'accord, il est essentiel de prendre conscience des moments où tu utilises cette force de volonté. D'ailleurs, est-ce que tu connais le point commun entre Barack Obama, ancien Président des États-Unis et Mark Zuckerberg, l'un des fondateurs de Facebook ?
Ils s'habillent tous les jours de la même manière. Ils ont tout simplement fait le choix de mettre en arrosage automatique (dont je te parlais au chapitre précédent) les décisions qui n'ont pas d'importance dans leur domaine. C'est vrai qu'on s'en fout un peu qu'ils soient tout le temps habillés pareil, tant qu'on n'a pas l'odeur… Oh ça va ! Je sais qu'ils ont leur tenue en plusieurs exemplaires, mais tout de même, personne n'en a eu la preuve de ça, hein !
De cette manière, ils se déchargent mentalement des choses qui ont moins d'importance au profit desquelles ils veulent mettre leur force de volonté.
Tu peux d'ailleurs dès à présent te poser cette question : est-ce que tes actions au quotidien sont en accord avec tes objectifs ? Et qu'est-ce que tu pourrais mettre en arrosage automatique comme Mark et Barack ? (Oui, ce sont des intimes.)

VOLONTÉ ET PERTE DE POIDS

Nous y venons, s'il y a bien quelque chose qui requiert de la force de volonté, c'est la perte de poids. Et c'est pour cela d'ailleurs que beaucoup de personnes ont déjà abandonné avant même d'avoir commencé, ils se sont persuadés qu'ils n'avaient pas de volonté. On a vu dans le chapitre précédent que faire appel à un coach est quelque chose de judicieux pour mettre en arrosage automatique tes objectifs physiques et sportifs.
Au début de ce livre, je t'ai proposé de définir un objectif de la meilleure façon, et justement un objectif clairement défini va véritablement t'aider à structurer ta force de volonté. Je t'invite à reprendre ce que tu avais noté et voir comment tu peux le compléter maintenant que tu as appris tout ça, ça va t'aider à clarifier tes pensées. Cela va également réduire ta peur de l'inconnu. Nombreuses sont les personnes qui ne se lancent pas, qui ne passent pas à l'action par peur de l'inconnu. L'une des peurs également très prononcée dans le désir d'atteindre

des objectifs physiques et sportifs et que je vois énormément dans mon métier de coach, c'est la peur de l'échec, celle-ci inhibe aussi énormément, elle t'empêche clairement de poser des actions concrètes en direction de tes objectifs. Ces peurs sont reptiliennes, c'est-à-dire que leur fonction, c'est notre survie, « combattre ou fuir », et lorsque l'on ressent ces peurs, notre tête et notre corps les vivent exactement de la même façon que si tu étais en situation de survie, hors ça n'est absolument pas le cas.

VOICI UN PETIT EXERCICE À FAIRE POUR QUE CES PEURS T'INHIBENT MOINS :

1. Écrire le pire scénario qu'il soit en rapport avec cette peur. Qu'est-ce qui pourrait arriver de pire si cette peur se réalisait ? Et quel serait le pire du pire ?
2. Est-ce que tu survivrais ?
3. Est-ce que si ça arrive, ça aura de l'importance dans cinq ans ?
4. Est-ce qu'il y a 100 % de chances que le scénario de cette peur se réalise ?
En te posant ces questions, tu prends de la hauteur, et plus tu prends de la hauteur, plus tu vois loin et plus tu t'éloignes de la fonction reptilienne de cette peur et tu la rends plus rationnelle. Et n'oublie pas que la peur disparaît toujours dans l'action.

Il est important de souligner que ta volonté est en conflit avec deux parties de toi : **la partie qui veut se réaliser et la partie impulsive.** Il y a 3 formes de pulsions : les pulsions de vie, les pulsions libidinales (calme-toi, je te vois venir, ce n'est pas ce que tu crois) et les pulsions de mort.
Les pulsions libidinales et pulsions de vie sont particulièrement activées lors d'une perte de poids.
La pulsion de vie, comme son nom l'indique, nous invite à rester en vie, c'est plutôt cool. Mais dans le cadre d'une perte de poids, tu es logiquement en dette d'énergie, et qui dit dette d'énergie dit « mode survie », donc pulsion de vie, donc on va se ravitailler vite fait bien fait et pas avec du céleri. Outre le fait de nous pousser à consommer plus de calories ou certains aliments, le corps peut aussi se mettre en mode « J'économise un peu d'énergie, je sens que je vais en manquer,

donc je stocke. » Une fois encore, ça t'aide à survivre et si tu fais Koh Lanta, c'est vachement cool, mais si tu veux perdre du poids, tu t'en fous un peu du totem d'immunité !
À l'inverse, la pulsion de mort est celle qui te pousse à te mettre en danger.
Et la pulsion libidinale (le meilleur pour la fin), c'est celle qui te pousse à rechercher régulièrement le plaisir. C'est pour cela que celle-ci est bien active en perte de poids, car beaucoup de personnes vont se frustrer et donc ne prendre aucun plaisir dans leur alimentation.
La question est : que veut ta partie impulsive ?

MANAGER SA VOLONTÉ

L'être humain a certes évolué avec ce réflexe de « combattre ou fuir », mais nous disposons d'un autre réflexe hyperpuissant : S'ARRÊTER ET PLANIFIER.
Et comme tu l'auras compris précédemment, la volonté, ÇA S'ORGANISE.
Tu sais on connaît tous ce genre de personnes qu'on va croiser et qui vont nous dire « Faut qu'on se voit ! », « Faut qu'on se fasse un truc », « On se voit bientôt », qui ne planifient rien et que tu ne vois finalement jamais (c'est d'ailleurs parfois pas plus mal). Tu veux voir quelqu'un, passer du temps avec quelqu'un, tu t'arrêtes et tu planifies. Tu veux commencer une activité physique, tu t'arrêtes et tu planifies ! **Cesse d'avoir envie et fais-le !**

Les questions à te poser :

- Dans quoi veux-tu mettre ta volonté ?
- Pourquoi ?
- Par quoi vas-tu commencer ?
- Quand vas-tu le faire ?
- Comment vas-tu faire ?
- Où ?
- Avec qui ?
- Combien ?

LE PIÈGE DU PRÉTENDU MÉRITE

Mois de janvier, bonnes résolutions, tu te mets au sport 2, 3 jours, allez 4 ! et peut-être même 1 semaine pour les plus courageux ! Et là tu te dis « J'ai bien mérité ma pizza ! » C'est pas totalement vrai et donc pas totalement faux.
Le problème n'est pas de manger la pizza, le problème c'est la façon dont tu perçois cet acte. Bien sûr qu'il est important de fêter chacune de ses petites victoires. Mais à un moment donné (à lire avec l'accent du Sud), si tu veux faire preuve de force de volonté sur le long terme, ton entraînement ne doit pas être perçu comme une corvée, ni comme une punition.

ADOPTE UN MENTAL DE SPORTIF DE HAUT NIVEAU

Tu t'imagines aller voir Lionel Messi (oui, je l'adore) après un match où il a inscrit un triplé et lui dire « C'est bon mec, tu peux t'arrêter là, t'as assez donné », « Tu peux te reposer 3-4 semaines peinard », il va te faire une De Niro face « are you talking to me ? ». Tout ça fait partie de son mode de vie, tu ne peux pas dire à un sportif de haut niveau « C'est bon, tu as fait un bon entraînement, demain reste chez toi. ». Et ce sont les actions que tu répètes au quotidien qui feront la différence. Même si tu obtiens des résultats gratifiants, prends le temps de célébrer, mais dis-toi ça « Ça ne s'arrête pas là ! »
Quand j'étais sportive de haut niveau dans le football, je m'entraînais tous les jours sans me poser de question, je trouvais qu'il n'y avait rien de plus normal. Aujourd'hui, j'ai gardé ce mental, je m'entraîne maximum 6 fois par semaine et on peut encore me dire « Waouh Claudia, tu as une régularité remarquable. » Non, c'est mon mode de vie, c'est normal. C'est comme si je te disais « Waouh quelle régularité sur ton brossage de dents », tu te dirais « elle a craquée celle-là », eh bien l'entraînement fait autant partie de mon mode de vie que le fait de me brosser les dents et il est de ton choix qu'il en soit de même dans ta vie.
D'où l'importance de mettre du fun dans le processus, et ça t'aidera grandement dans ta force de volonté. Un défi de volonté ne doit pas être une corvée. Un défi de volonté, c'est quelque chose qui va t'aider à passer au level supérieur dans différents aspects de ta vie. C'est une croissance, une expérience unique et riche

qui va encore plus révéler la personne grandiose que tu es, lever encore plus le voile sur cette meilleure version de toi-même qui je te le rappelle existe déjà, tu n'as pas besoin de le devenir tu as besoin de l'être, de l'exprimer.
Garde toujours une vision très lointaine, une vision plus grande, une vision stimulante, parce que tu peux toujours plus que ce que tu perçois.
Comme tu sais maintenant que la volonté est une ressource qui s'épuise, tu as conscience qu'il y aura des moments où tu pourras faire preuve d'une grande force de volonté et d'autres, non. Et ça, c'est OK, ça fait partie du processus. L'une des raisons pour lesquelles les personnes pensent ne pas avoir de volonté, c'est qu'elles pensent devoir en avoir 24 heures/24 7 jours/7 et non ça n'est pas le cas. Savoure le chemin, accueille ces moments qui font partie du cycle de la vie, des cycles du changement qui sont inévitables et toujours riches en croissance et enseignements.
Juste, prépare-toi à ces moments en te disant « OK, les moments où ma volonté est basse je fais quoi ? » Que vas-tu faire pour te sentir mieux ? Que vas-tu faire pour quand même être en mouvement vers ton objectif ? Je te donne une piste : Fais de ton mieux... C'est ce qui compte faire de son mieux, c'est déjà faire, donc c'est avancer, il n'y a que ça qui compte.
MAIS... La bonne nouvelle, c'est ce que nous disent les dernières recherches. De la même manière que notre perception du stress va influencer l'impact qu'il aura sur nous, il en va de même pour la volonté. Croire en notre volonté infinie peut clairement nous permettre de faire preuve de beaucoup de volonté.
Tout part de tes pensées...

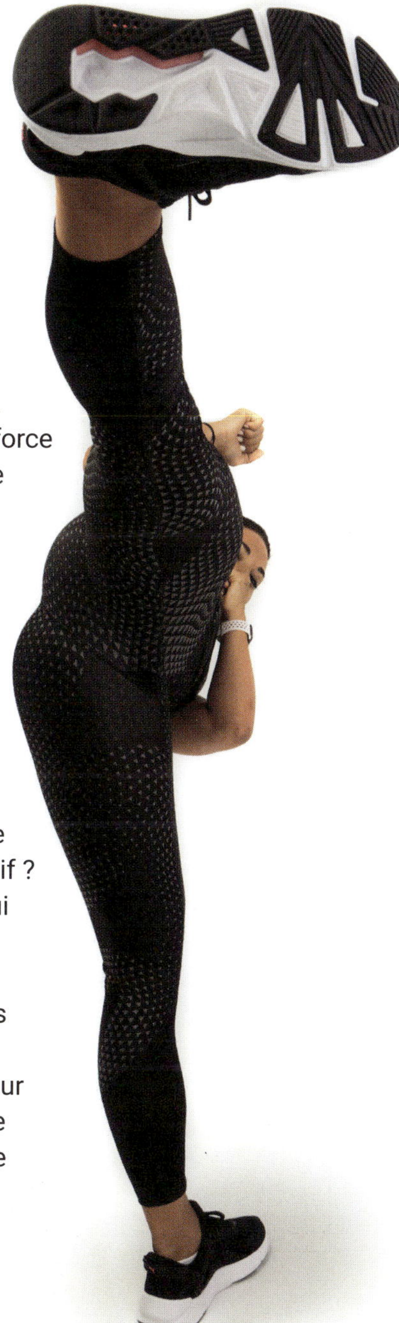

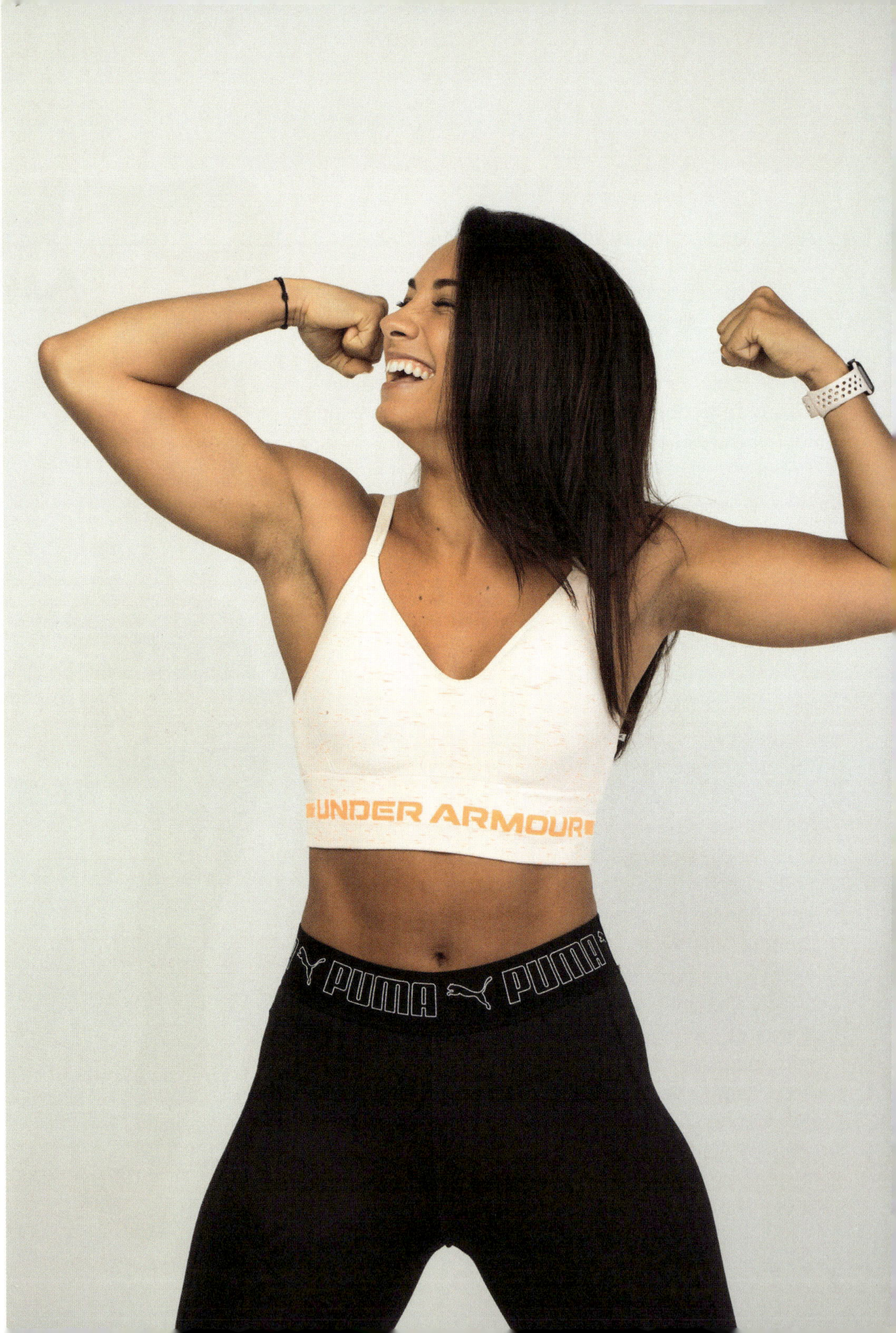
UNDER ARMOUR
PUMA
PUMA

CONCLUSION

L'action, l'équilibre, le fun, la passion, l'amour, sont des ingrédients indispensables à ta recette miracle. Tu sais, ma mission est de rendre un maximum de personnes physiquement et psychologiquement heureuses. Je me souviendrai toujours quand David (Lefrançois) nous a prononcé cette citation le premier jour de formation à l'Institut des Neurosciences Appliquées : « Avant de vouloir rendre les autres meilleurs, commencez par les rendre plus heureux. » Et j'ai rapidement compris qu'en étant plus heureux nous deviendrons meilleurs. Tu ne peux pas devenir meilleur si tu n'es pas aligné… Et quand tu n'es pas aligné, ça se voit et se ressent physiquement, physiologiquement et psychologiquement… Je t'ai donné un maximum de matière et d'outils pour te réaligner et c'est un travail du quotidien. Une chose importante, ceci peut parfois être inconfortable, comme quand tu vas chez l'ostéopathe et qu'il te dit justement que tu n'es physiquement plus aligné, et qu'il va par certaines manipulations pas toujours confortables te réaligner. Il en va de même dans ta vie, certains changements ne sont pas agréables en tout cas au début, mais ils en valent la peine, parce qu'ils te mènent au meilleur.
La notion d'action est vraiment quelque chose qui me tient à cœur, car je sais combien celle-ci est à la portée de tous et tellement puissante ! Parce qu'il n'y a pas de motivation sans action. Parce que l'action ,même (et surtout) quand elle n'est pas parfaite, est riche d'enseignement et de croissance. Mieux vaut une action imparfaite qu'une parfaite inaction. Qu'importe si ton action n'est finalement « pas la bonne », si ton intention de départ l'était, cette action te mènera quoi qu'il arrive quelque part. Une action est « mauvaise » lorsque notre intention de départ l'est. « Toutes les actions humaines sont motivées, à leur niveau le plus profond, par l'une de ces deux émotions : La peur ou l'amour » (*Conversations avec Dieu* de Neale Donald Walsch) c'est là que va résider toute ton intention, est-ce que tu fais du sport par amour de ta santé, de ton corps, de ton bien-être de l'effort… ou par peur de la maladie, de prendre du poids, de ne pas t'aimer.
Si tu génères de la peur, tu finiras par la retrouver, les résultats durables et même définitifs sont tous partis d'une intention d'amour.
La pensée positive ne sert à rien sans action… Lire des tas de livres de développement personnel, de santé, de nutrition, ne sert à rien sans action…
Ça n'est pas ce que tu sais le plus important, c'est ce que tu en fais.

« L'ACTION EST LA CLÉ FONDAMENTALE DE TOUT SUCCÈS. » PICASSO

Ta santé, ta composition corporelle, ton estime de soi, ta volonté, ta motivation, représentent un mode de vie. Lorsque tu fais les changements qui te tirent vers le haut, demande-toi « Est-ce que c'est quelque chose que je peux faire toute ma vie ? » Le problème de la plupart des régimes, c'est que justement ils ne prennent pas en compte cette notion de long terme et la vérité c'est que tu n'en tiens même pas compte parce que tu veux des résultats rapides. Tout le monde peut avoir des résultats rapides, mais personne ne peut les tenir sur le long terme. À travers tout ce qui se trouve dans ce livre, je suis très heureuse d'avoir pu te transmettre tout ce dont tu avais besoin pour que ces résultats s'inscrivent sur le long terme, mais aussi et surtout pour que le chemin soit plus savoureux et ça dans tous les sens du terme. Au milieu de toutes ces informations contradictoires, en santé, en sport, en nutrition, lorsque tu ne sais plus qui croire, n'oublie pas de croire en toi. Tu es la personne la plus importante de ta vie, prends-en soin.

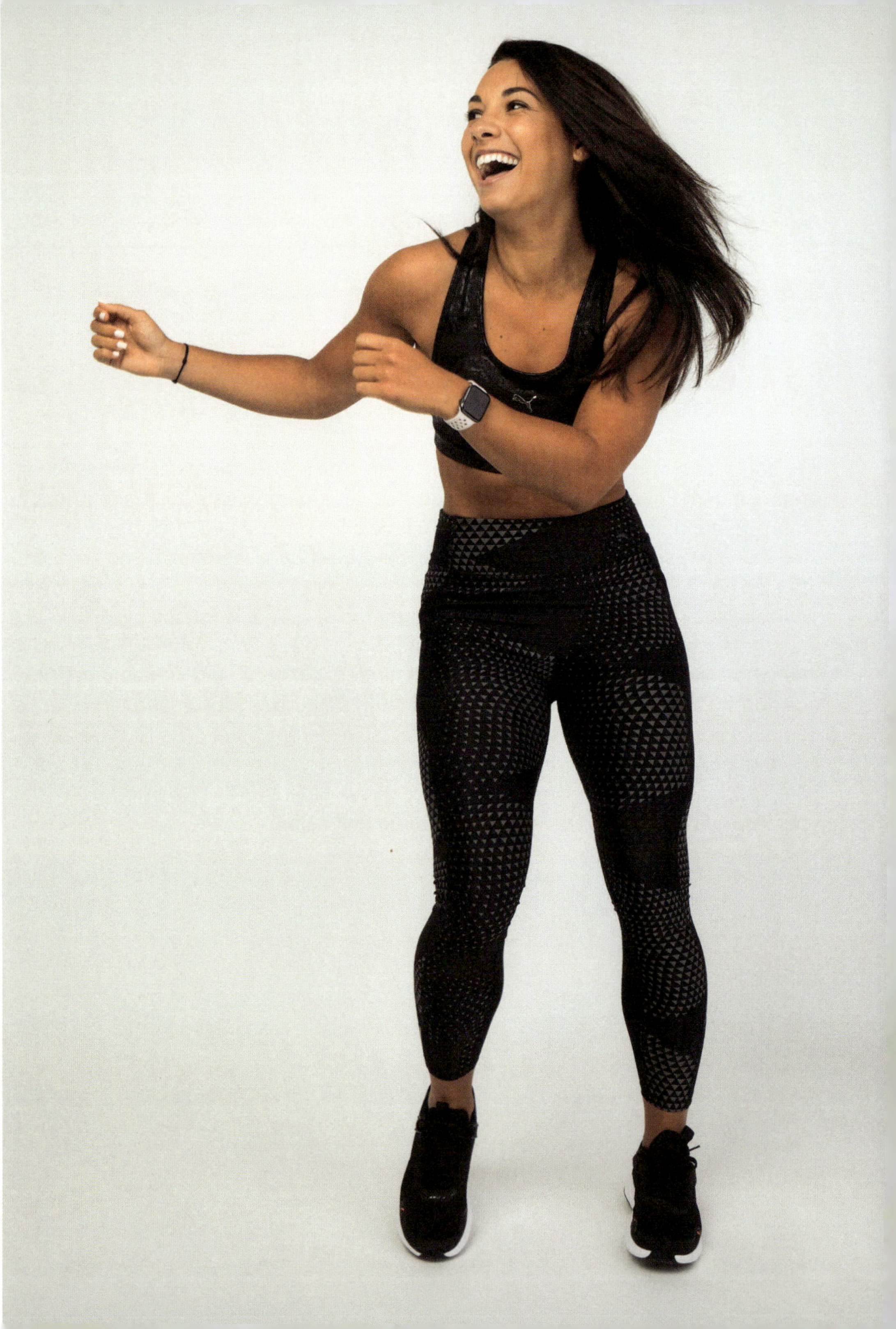

REMERCIEMENTS

REMERCIEMENTS

Là je me sens comme si on m'avait remis un César, que je devais remercier tout le monde, et que j'allais forcément oublier quelqu'un d'important. Sauf que là je ne suis pas aux Césars, j'ai potentiellement le temps de réfléchir aux personnes à remercier, je ne reçois pas de prix et émotionnellement, je devrais être plutôt calme et détendue, donc en vérité JE N'AI AUCUNE EXCUSE pour oublier qui que ce soit. Mais comme je sais que ça va arriver, sache une chose toi qui fais partie des rares personnes à lire la section de ce livre, si tu te dis à l'issue de celle-ci « Putain, elle m'a oublié », sache que c'est de toi dont je parle, donc je m'excuse très sincèrement de t'avoir oublié et je t'aime.

Je vais commencer par remercier la personne qui a dû supporter le plus l'écriture de ce livre et les heures que j'y ai passées, à défaut de les avoir passées avec lui, qui m'a toujours encouragée et qui a toujours cru en ce projet. Dès qu'il a su que j'allais écrire ce livre, il n'a eu de cesse de me témoigner sa fierté et ça m'a beaucoup émue. J'ai la chance de partager ma vie avec un homme plus fou et plus drôle que moi, et comme je suis compétitrice, je n'ai de cesse de vouloir le devancer dans la connerie, et ça me fait progresser. Mais il remplit surtout mon quotidien de bonheur. Merci mon amour et merci d'être dans ma vie.

Merci à mes parents de m'avoir créée et à ma mère de m'avoir mise au monde… Désolée, j'avais trop envie de la faire celle-là ! Si je peux même plus me la péter à la fin de mon propre livre, quand vais-je le faire alors ?

J'ai quitté le domicile familial à 13 ans pour entrer en centre de formation de football et jouer à haut niveau. Ce n'est pas commun, mais ça n'est pas pour autant extrêmement rare… Ce que je trouve rare et précieux, c'est la présence et le soutien de mes parents même à des centaines de kilomètres, leurs sacrifices pour mon bien-être, et les merveilleuses valeurs qu'ils ont su me transmettre que j'exprime au quotidien, comme la joie de vivre et l'humour.

Je remercie évidemment mes sœurs, qui ont vu la petite dernière « s'échapper » à 13 ans, je dis s'échapper parce que j'ai toujours dit que je n'irais jamais dans le même lycée qu'elles dans lequel ma mère est surveillante, et j'ai réussi (alors que je ne savais même pas que je partirais à 13 ans). Mes sœurs m'ont toujours soutenue dans tout ce que je faisais, de même que je les soutiens et soutiendrai toujours dans tout ce qu'elles feront. Je suis en train de réaliser

que je devrais faire gaffe à ce que j'écris, elles pourraient s'en servir.
Je remercie tous les membres de ma famille qui se reconnaîtront (on sent la fille qui a peur d'en oublier). J'ai une forte pensée pour ceux qui ne sont plus là et qui m'ont également apporté un soutien inconditionnel, qui m'ont transmis de merveilleuses valeurs. J'entends d'ici ma grand-mère pied-noir sicilienne s'exprimer « Je suis fière de toi, ma fille ! » et mon grand-père dire « Regarde ce qu'elle a fait, la petite. » Mon oncle Raphaël dire « Comment tu te la pètes, toi ! », mon oncle José dire « Bravo, on va fêter ça », mon grand-père maternel espagnol dire « Ouh pitain » en découvrant le livre. Vous n'êtes physiquement plus là, mais vous êtes partout où je suis, alors merci…
Merci à ma meilleure amie Margaux, pour son soutien inconditionnel pas que dans ce livre mais dans beaucoup d'étapes importantes de ma vie. Margaux est toujours partante pour tout, dans le soutien comme dans la connerie (surtout la connerie). Elle est aussi un modèle de bonne humeur et de joie de vivre qui donne autant d'oxygène qu'elle n'en pompe de son hyper activité. Je souhaite à tout le monde d'avoir une Margaux dans sa vie (pas h24 en revanche, c'est très fatigant…). Mais ça en vaut tellement « la peine ».
Je remercie mon Pierrot (Pierre Ménès) qui a été l'un des premiers à lire le projet de ce livre et à me soutenir à fond ! Merci de croire en moi et de ta confiance, surtout quand je te fais faire du sport comme lors des quatre jours que nous avons passés à la Baule pour le tournage d'une émission sur Top Santé TV.
Je dis souvent à Pierrot qu'il est un véritable modèle de force, et je le pense très sincèrement, il n'y croit pas, mais vous devriez le voir faire des squats ou me balancer un « Ta gueule » quand je lui dis qu'il peut arrêter d'être en position de gainage, le chrono est terminé, juste pour se challenger, se dépasser et m'impressionner. Comme il le dit, son caractère de merde l'a sauvé, pourquoi s'en séparer.
Je voudrais aussi exprimer toute ma gratitude et remercier une fois encore mon très cher David Lefrançois qui m'a fait l'immense honneur d'écrire cette préface. David n'est absolument pas étranger à ce livre, j'ai tellement appris à ses côtés que ce soit au sein de son Institut des Neurosciences Appliquées à travers ses vidéos Youtube ou tout simplement des échanges que nous avons pu avoir. Quand j'ai rencontré David, ce qui m'a frappé en premier, c'est son incroyable

humilité derrière la grandeur de son expérience et de ses connaissances.
Je ne parle même pas de sa gentillesse et de sa générosité, inégalables…
Nous sommes aussi sur la même longueur d'onde dans la connerie et comme j'aime le dire à son ami et frère Yannick Alain, qui est un modèle de gentillesse et d'amour hors du commun, « Ne sous-estime jamais le pouvoir de la connerie. »
David est aussi un grand sportif et je me dois de lui rendre hommage, pour sa maîtrise parfaite du ¾ face et de l'uraken… #JohnnyCadillac.
Pour finir, je voudrais te remercier TOI, sans qui ce livre ne servirait pas à grand-chose, et n'existerait potentiellement pas. Parce que tu fais partie de ma mission qui est de rendre un maximum de personnes physiquement et psychologiquement heureuses. Ma mission, c'est aussi la transmission et le partage. Tu vois combien tout ça n'aurait même pas de sens si tu n'étais pas là. Ma passion c'est l'être humain, c'est transmettre, partager, grandir et plus encore. Et tout cela n'existerait pas sans toi…
Alors MERCI ENCORE… et encore parce que j'en veux encore…
Je vous aime tous, vous êtes de plus en plus nombreux alors je continue de muscler mon cœur pour qu'il puisse tous vous accueillir.

Good vibes.

Claudia

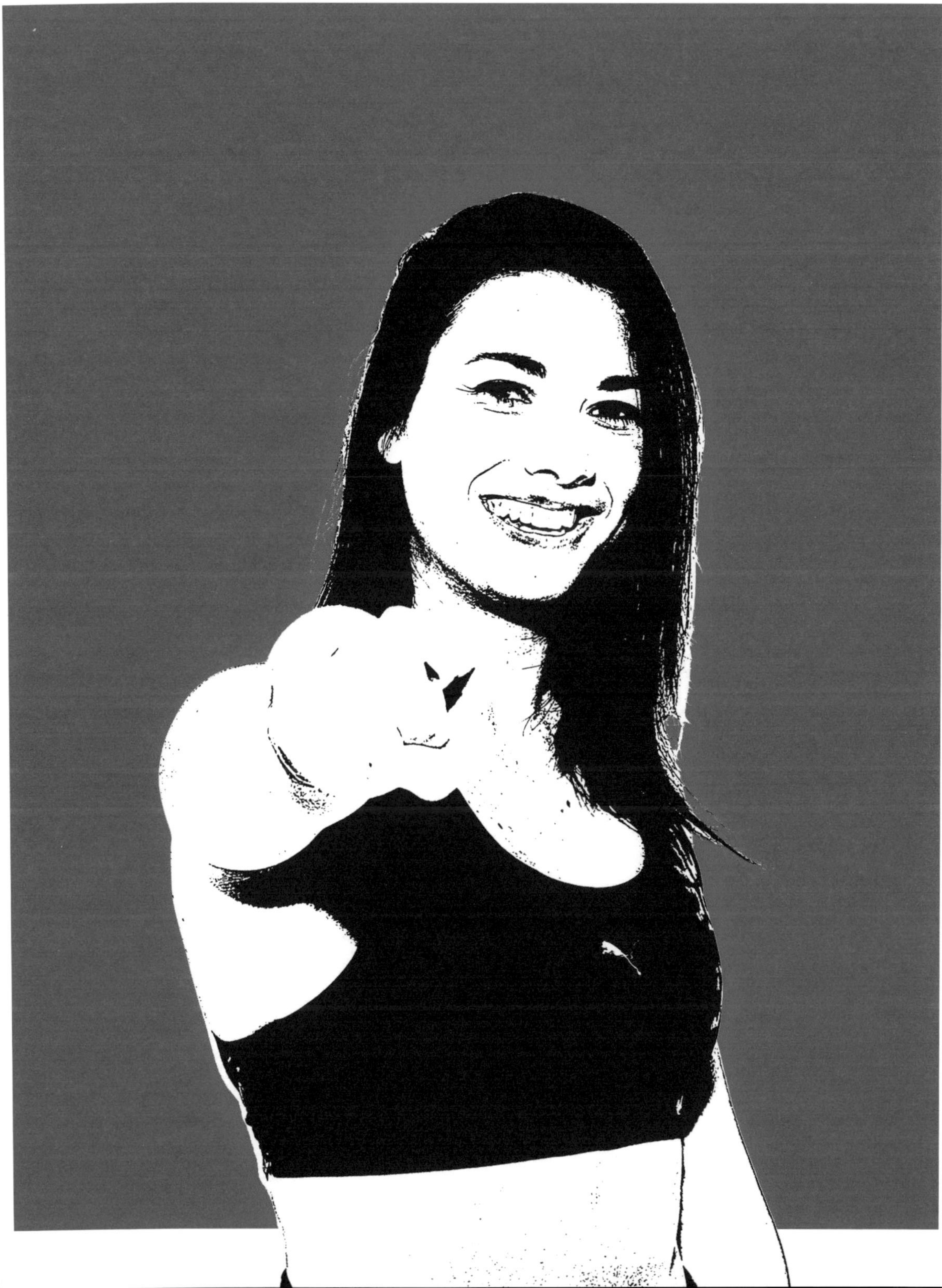